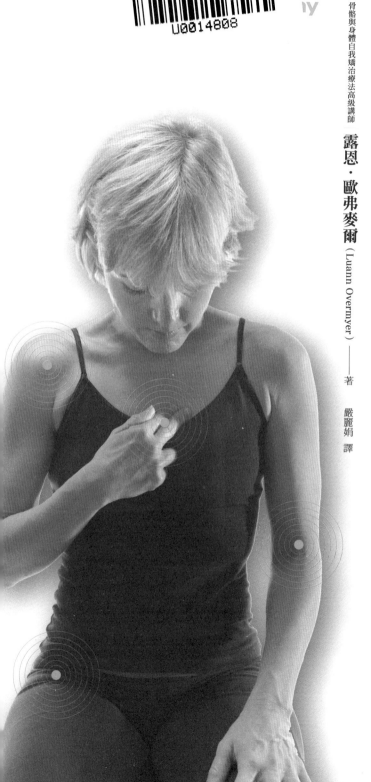

骨骼與身體自我矯治療法喚醒身體自癒力

疼痛。自療全解

骨骼與身體自我矯治療法高級講師

露恩・歐弗麥爾（Luann Overmyer）——著

嚴麗娟 譯

全解

獻辭

　　謹將此書獻給所有想要紓解疼痛的人；獻給保羅斯（Arthur Lincoln Pauls），他提供了這個簡單的方法給大家，讓我們多了一個消除疼痛的選擇；也獻給所有骨骼與身體自我矯治療法的治療師和講師，他們用自己的技能、知識和憐憫之心，幫助其他人重新發現來自身體內部的舒適感受。

　　各位讀者，我真的很高興能把這本書獻給你們。願你們為自己在身體內找到紓解疼痛的天生力量。願你們享受更上一層樓的舒適和安樂感受。也希望這些簡單的舒緩技法能幫你更深入察覺內在的完整。

謝辭

　　我想要對這些年來曾經教過我的人表達感謝：發展出骨骼與身體自我矯治療法技法的保羅斯，自療先鋒亞莉山大（Gerda Alexander），尤其要感謝我的客戶和學生，他們的問題、狀況和身體促使我不斷深掘知識並分析我的假設。

　　我也想感謝許多整骨醫生，他們曾用輕柔的手法治療我的身體，再再向我展現體內能夠自行矯正的本能反應。

　　回顧出書過程，寫出內容似乎是最簡單的部分。要把這本書雕琢成成品時，得靠許多人的技能和支持才能克服挑戰。感謝卡西諾（Karen Casino）花了很多時間幫我處理照片。我們多年的合作經驗，幫我發想出這本書的視覺層次。桑絲坦（Sara Sunstein）的編輯和排版建議，讓這項計畫更為清晰、更有結構。李・懷瑞吉（Lee Whitridge）提供了敏銳的觀點和實用的建議。瑞琪（Denise Ritchie）在拍照時始終保持清醒的頭腦和銳利的目光，雙手也非常穩定。她的態度專業而隨和，拍幾百張照片的大工程在她手下也變得簡單明瞭。更要感謝攝影模特兒歐妮爾（Julie O'Neil）、懷爾德（Stephanie Wild）、福瑞恩（Dick Frein）、桑特蘿（Mary Santello）、齊加拉（Rima Zegarra）和薇茲（Becky Waitz），我們花了很長的時間拍攝，而他們一直表現得很和藹、很有耐心。North Atlantic Books的責任編輯賽薇（Jessica Sevey）在領導這項創作計畫時，態度鎮定，頭腦清晰，想法從未偏離重點。

　　感謝很多人從一開始就支持這本書，並且在我學習過程中不斷給予鼓勵：感謝讀過初稿並給我建議和幫忙編輯的蒙克侯絲特（Miranda Monkhorst）和希絲特姆（Brenda Sistrom）；感謝我最愛、隨傳隨到的電腦奇才伍德沃德（Star Woodward）和皮特・懷瑞吉（Pete Whitridge），提供我需要的電腦技巧；感謝雷諾絲（Carolyn Reynolds）讓插圖工作變得更簡單。更感謝我的家人、朋友、同事和學生對本書充滿信念和熱忱。

　　醫療免責聲明：本書包含供人自助的資訊和練習，增加身體靈活度，釋放緊繃和疼痛。若有疑慮，或覺得自己在練習時無法避免疼痛，請向醫生或其他有資格的健康從業人員尋求專業意見。如果需要骨骼與身體自我矯治療法從業人員或講師名錄，請參考國際骨骼與身體自我矯治療法協會網站www.ortho-bionomy.org。

推薦序 做自己身體的主人

黃如玉

　　現今的社會，大多數人的生活都充斥著緊張、忙碌、壓力等情緒，加上缺乏足夠的運動以及許多不良的習慣，造成肌肉、骨骼和關節嚴重的負擔。長久下來，「腰痠背痛」、「慢性疼痛」幾乎已成了現代人的通病。

　　根據世界衛生組織的研究，有高達八成以上的人，一生當中會經歷一次以上的下背痛，而面對疼痛時，不同的人會選擇不同的方法減緩疼痛。在台灣，止痛藥、痠痛貼布、中醫推拿、拔罐、按摩等，是多數人會選擇的方式；而在西方社會，還有許多亞洲人不太熟悉的療法，比方：脊骨神經醫學（chiropractic）、顱骶骨療法（craniosacral therapy）、器官按摩（visceral manipulation）、自然療法（naturopathic medicine）等，這些特殊的療法，多數都已經經過了長年的研究和臨床的證實，證明對於疼痛的減緩有顯著的效果，可以啟動身體自我療癒的能力，減少手術和用藥的機會，並且提升整體的身體健康。

　　本書中所介紹的「骨骼與身體自我矯治療法」（Ortho-bionomy）也是眾多西方療法之一，都是透過對於身體的認識與了解，配合適度的運動及調整，修正過去不良的習慣，讓肌肉、骨骼和關節處在力學上最有效率的狀態，進而減緩錯誤體態對健康所造成的影響。

　　我很喜歡書中詳細的圖解，讓讀者可以很清楚的認識自己的身

體，穿插在文中的案例，則讓閱讀變得更有趣生動，而用身體各部位所細分成的療癒法，更是讓我們在家中就可以成為自己的家庭醫師，學會療癒方法善待身體，從頭顱、眼睛、耳朵、脖子、脊椎、髖關節、膝蓋，直到腳底，作者都很詳盡的說明了大家最常見的問題，並且介紹居家就能做的簡易自療法。最重要的是，手法都很簡單喔！無論是運動或是特定的按壓手法，都很具體且完整的呈現，讓人一看就可以馬上學會，不用花大錢、上醫院，就可以快速的舒緩疼痛、增進健康。

在書中的第四部，作者還很貼心的介紹了坐骨神經痛、脊椎側彎、拇趾外翻、失眠、慢性疲勞等，現代人最容易出現的特殊狀況，平常大家最關心的問題，在最後這個章節都能夠找到解決的答案，相信學會之後，無論是對自己或是對家人，都會有很大的幫助。

《疼痛自療全解》不只是健康書，更是一本很容易上手的工具書，很適合全家一起閱讀，共同照護全家人的健康。身為加拿大的脊骨神經醫師，我鼓勵大家都能透過正確的健康觀念，培養正確的生活習慣，建立更美好的生活品質，成為自己身體的主人。

（本文作者為美國及加拿大脊骨神經醫師，著有《終結慢性疼痛》等書）

推薦序 彌足珍貴的疼痛自療寶典

黛格（Denise Deig）

　　一九七〇年代晚期到一九八〇年代早期是我學習的黃金時代，那時我正師從保羅斯，他把兩個要點解釋得一清二楚。第一，他提出了「原創概念的演化」，且深信不疑。身為學生，「什麼是骨骼與身體自我矯治療法？」是我們最想要找到答案的問題。比起名詞定義，保羅斯對詳細闡述這套方法固有的創意潛能更有興趣。透過自然定律來運用修正的概念時，他的教學也反映出相應的彈性和可塑性。他也非常希望，不論你我擁有何種學位、證照或經驗，都能學會這套療法。骨骼與身體自我矯治療法的概念非常簡單，因此不管你我來自什麼背景，都能分享同樣的知識，也因此它能達到不可思議的效果和應用範圍。

　　現在，下一代充滿創意的英才出現，把這些原創概念發揚光大。在本書中，作者歐弗麥爾拾起骨骼與身體自我矯治療法固有的精髓，編織出令人讚嘆的作品，專業人員和一般大眾都能加以運用。讀者會發現本書能解決迫切的問題，提供實用的自療指引，讓大家恢復健康安樂。歐弗麥爾帶領骨骼與身體自我矯治療法更進一步演化，繼續擴展保羅斯建立的知識體系，也賦予眾人力量，能夠紓解疼痛，恢復體內的平衡。

　　歐弗麥爾教導和實踐骨骼與身體自我矯治療法已有多年時間，從

字裡行間就能看出她的知識深厚，更讓讀者感受到照顧自身健康的重要。自從二〇〇九年以來，我們要面對全新的金融、政治和全球狀況，這本無所不包、簡單好懂的疼痛管理和自療書籍出版了，是否更具價值、更彌足珍貴？對自己負責、得到力量、照顧自己和他人，讓我們在混亂的時代中回復平衡。這些主題貫串全書，幫助大家照顧好自己的身體。本書出版的正是時候，因為當前的變化已經遍及全球，隨處可見。

　　多年來，歐弗麥爾一直在教導和推廣骨骼與身體自我矯治療法中的自療概念。在最近的自療課程中，她的創意令我大吃一驚，居然能找出這麼多有創意的方法，在做舒緩姿勢時為身體提供穩當支撐的方法，而且她應用的經驗也非常深厚。即使求診的人痛不可當，行動困難，她仍能找到方法，達成正面的結果。歐弗麥爾有特別的天賦，絕不會讓學生或客戶的官能障礙混淆她的判斷能力。她能屹立不搖，用自己的知識範圍和同等強烈的意願去幫助其他人。她毫不藏私，分享廣博的知識，讓本書讀者都能獲益。歐弗麥爾最終的目標就是讓所有人都能體驗完滿而不受限制的生活，不受疼痛或其他生理限制的妨礙。她往前踏了一大步，用愛心和一生的經驗來幫助眾人脫離痛苦，同時擴展每個人天生就有的意識和潛質。

　　（本文作者為骨骼與身體自我矯治療法講師，著有《姿位鬆弛治療法》〔*Positional Release Technique: From a Dynamic Systems Perspective*〕）

作者序　**出版緣起**

那場意外

　　根據院方的說法，我到院時已經死亡。

　　一九六七年七月，印第安那州鄉間一個氣候溫暖的夏日傍晚，四個小時前我坐在朋友的摩托車後座。摩托車輪子朝天，翻下了堤岸，我也是——朋友則飛了出去——我發現自己被壓在沉重的機械下，摩托車把手卡在我脖子上。

　　我怕死了，也傷得很重，但等朋友把摩托車從我身上拉開，爬回路上找人幫忙時，我內心卻覺得自己變成了平靜的旁觀者。那時候我正在讀醫學院預科，靠著受過的訓練清楚細查全身。我動動雙腿，感覺沒事。右臂無法動彈，背部肯定發生了很嚴重的問題。發覺有幾根骨頭一定摔斷了——鎖骨跟幾根肋骨，脊椎似乎也斷了——我注意到自己覺得很氣惱。手臂的肌膚感覺得到身體下乾燥的草地和刺人的雜草。我不知道自己的傷有多嚴重，也不知道自己會不會死。我為自己念了一段饒恕的禱文，希望自己帶給別人痛苦的罪過能得到寬恕，然後就失去了知覺。

　　繞了無數的圈子、耽擱了不知多久、打了好多通電話，經過一趟顛簸狂亂的旅程，我突然發覺，我能從外面，也就是車子上方，看到自己的身體在救護車裡。眼前的景物讓我覺得很困惑，只得左右看

看，判斷自己所在之處。從救護車上方，我看到出來迎接救護車的護理員和醫護人員開始發光，明亮的光芒從他們身上發射出來。

我更迷糊了，我記得我一直問自己：「我到底在哪裡？」問了這個問題後，我感到意識有了轉換，覺得自己充滿全然的平靜和安寧。

接下來，我記得看見自己的身體躺在急診室牆邊的簡易病床上，而「我」卻在天花板上。急診室裡的醫護人員似乎都很忙，沒有人去護理我的身體。我想叫個人過來，注意到一名浸潤在光暈中的護士。她問我想做什麼。

我問：「你們為什麼不去處理我的身體？」

她回答：「如果你要我們治療你的身體，你得回去。」

「噢，謝謝……我沒發現。」

從這一刻起，我就踏上了自癒和自療的旅程。我從胸廓重新進入我的身體，在試著重新和身體結合時感受到物質的密度，結合的速度就像糖漿流動一樣緩慢。跟我脫離肉身的快速比起來，回到身體裡所花的時間感覺好漫長。最後我連回了大腦，有種很熟悉的感覺，發現我現在得跟醫護人員溝通。

要怎麼樣才能讓別人注意到我在這裡？我想了又想。記得在電影裡，有些人扭扭小指頭，免得自己被活埋。可惜的是，我的小指頭蓋在床單下。然後我記得媽媽說過：「最簡單的方法就是微笑。」我微微一笑，醫護人員注意到了。有人問我為什麼笑。「我要你們發現我在這裡。」

一陣混亂隨之而來，我被搬到急診室中間。這是一所教學醫院，

我的預後（注：prognosis，指預測疾病的可能病程和結局）很糟糕，正適合學生練習。但我很沮喪，他們把我的衣服剪開了。這套衣服是我自己裁縫的！有人在我腳上開了個切口。我抗議說自己的腳踝沒問題，他們告訴我，在那裡開口是為了做靜脈注射。

「唔……沒用的……我腳上的循環很差。」

「相信我們，我們是專家。」

過了一會兒，他們發現真的沒用，又在我的股動脈開了切口。一名新手實習醫生想切開我的上胸部，把管子插入已經崩塌的肺部。監督的醫生說她切得不夠深，自己動手切了一刀。整個過程似乎都離我很遙遠，但至少我從天花板上下來了。

分析手術進行了好幾個小時，學生在監督下練習他們的技能。我被推入加護病房時已經是凌晨了。傷勢嚴重加上四個小時無人護理，我存活的機會只有一半。鎖骨跟肋骨斷了，肺部刺穿崩塌，肝臟韌帶斷裂和肝臟撕裂造成內出血，脊椎裂開三處（五天後才有人發現）。每次探訪是十五分鐘，可以進來兩名家屬，我記得有幾次我醒過來，內心覺得很雀躍，但身體卻表達不出來。

第四天，我被移成坐姿，好讓肺活動一下。雖然我抱怨背快痛死了，護士仍堅持要我坐起來，並且給了我一把梳子。我覺得痛徹心肺，忍不住啜泣。隔天早上醫生來檢查我腹部縫合的傷口，我口氣怨毒，抱怨背痛的問題。醫生要我照X光，我得坐著照，不能躺下來。結果真讓醫生嚇了一跳，三節胸椎出現壓迫性骨折。最後他們才裁定我不能坐起來，住院醫生也懷疑我沒有能力移動雙腿、雙腳和腳趾頭，

因此趕緊訂了骨科腰背護具。

　　從加護病房轉到普通病房那天，我非常情緒化。發現自己死裡逃生，又不知道為何能活下來，讓我哭了一整天。我一直問自己：「要我沒死，我到底該做什麼？」

　　回應總是千篇一律，充滿了詩意：「做什麼都沒關係；重要的是方法是否全面。」那時我不明白這句話的意思，但感受到強烈的衝擊，直到現在都無法忘懷。

　　護具送來後，醫生說只要我能走路，就可以回家。我變得很積極，努力練習，幾天後就出院了。

　　過了一星期，我去看骨科，醫生告訴我，我的腰太彎了，得在鏡子前練習走路。醫生威脅我：「如果腰直不起來，你就得全身打石膏，一年以後才能拆掉。」我站在鏡子前，想辦法整理好內在的感受，讓外在反映出想要的結果。勤加練習後，我的姿勢更挺直了。

　　那年秋天我回到加州大學洛杉磯分校，全心投入校園生活，忙得不可開交，盡全力忽略受傷和痊癒過程帶來的不適和不便。但這次瀕死經驗觸動了我，我覺得要盡可能完整地探索、體驗和了解自己。我退出醫學院預科，改讀心理學和教育。

學習骨骼與身體自我矯治療法初期

　　幾年後，我再也無法忽視不適的感受，自癒的旅程因而被推上另一個層次。我試了脊椎按摩療法，治療後幾個小時內感覺舒服多了，我心存感激，而我也推論，調整時身體不一定要感到疼痛。我只需要

學會如何讓調整後的姿勢能維持超過幾個小時。那時候我住在加州北部的灣區，決定要找找看有哪些選擇。我上了按摩、身心放鬆、動作知覺和冥想的課程，學會讓心情平靜下來、直接感受身體，以及增加對舒適和對位的察覺程度。上過一位知名物理治療師的課程後，我更了解人體解剖結構，也學會了如何幫別人推拿。

約莫在同時，我在一次登山時發生意外，傷到了脖子。由於原本認識的脊骨神經醫師搬走了，我決定去看朋友推薦的另一位脊骨神經醫師。

這位脊骨神經醫師輕輕碰了碰我腫起的脖子，診斷我有嚴重的頸部揮鞭性損傷（通常是頸部突然受猛烈撞擊造成）。他幾乎沒碰我的脖子，而突然之間，我有了多種不同層次的體驗：生理、情緒、心態、心理、精力、體感和精神。每個方面的體驗都很熟悉，但整體的體驗卻完全出乎意料。我的好奇心受到激發，便問脊骨神經醫師做了些什麼。這一點也不像我之前做過的脊椎按摩治療。他說，這個方法叫骨骼與身體自我矯治療法，是他從英國整骨醫生保羅斯那邊學來的。

這種非侵入式的溫柔碰觸，在我心中喚起了非常強烈、清楚而私密的個人體驗，同時溫和有效地消除了疼痛。我深為著迷，知道自己要更進一步研究，也開始尋找課程。我聽說發展出這套手法的保羅斯六個月後會回到舊金山，也會開設給一般大眾上的課程。

第一堂課我專心學習如何舒緩頸部。雖然我已經學會按摩，我還是比較想知道這種手法對我是否有效，然後再用到其他人身上。技法

相對而言不難，學習過程也非常愉快。在課程中，我不禁讚嘆這種舒緩緊繃和疼痛的方法實在很簡單。不需要推拉技法和用力探查，基本上絕對不會造成痛感或不適。你只需用溫和特定的擺位，就能夠快速舒緩緊張，消除疼痛。課程結束後，我的脖子好多了。慢性緊張、笨拙的繃緊和不舒服的感覺消失，頸部更加活動自如，也覺得自己變健康了。

接下來的那個星期，一覺得緊張或疼痛，我就用學到的方法治療自己的脖子。維持姿勢一、二分鐘後，真能消除緊繃，笨拙的感覺消散，疼痛也不見了。我深深迷上這套療法。

除了學到自療的方法，應用在按摩的客戶身上，保羅斯的話也讓我明白自己的痊癒過程：「生物一次只能接受定量的變化。在一次療程中，你會體驗到緊繃得到紓解。然後變化與身體結合，紓解的過程也跟著繼續。」

我的情況就是這樣。過了一段時間後，頸部緊繃持續緩解，慢慢以我所能承受的步調恢復正確的排列狀態。然後我發覺，我的脖子之前無法承受第一位脊骨神經醫師的整脊技術，因為變化來得太快。比起快速做調整，我的頸部肌肉需要更緩慢的過程來了解如何自行舒緩緊繃狀態，也需要時間來培養力量，支持新的排列方法。我發現骨骼與身體自我矯治療法重視身體自然痊癒的速度。

根據專家解釋，意外發生時，肌肉為了保護身體會縮緊，但這些保護的緊張狀態在發揮作用後仍無法解除。身體結合了這樣的狀態，也覺得這種狀態很重要，便繼續重複保護的緊張狀態——就跟頸部揮

鞭性損傷一樣，頸部肌肉繃緊，免得頸骨斷裂。但頸部揮鞭性損傷的緊張狀態占了上風，頸部失去一般的活動能力和機能。讓頸部和緩地放鬆，身體才能結合頸部舒緩狀態，記得回到自然的排列狀態。我明白為什麼在排列的等式中也要計入肌肉的因素，而我個人體驗過骨骼與身體自我矯治療法更為和緩的紓解技法後，放鬆的效果更能持久。

　　第一堂課上完後，我立刻把骨骼與身體自我矯治療法的技法和原則運用在我的治療性按摩上。我確切體會到這些技法用起來有多簡單，不必花那麼多力氣就能得到更好的效果。客戶的疼痛解除了，身體更活動自如，機能也恢復了。客戶告訴我，他們非常驚訝症狀消失了。他們說，覺得自己更輕巧、更放鬆，日常生活中也更加自在。有一位在腳踝手術後疼痛難當的客戶打電話來感謝我，說他只做了一次治療，疼痛全消失了。

　　有位朋友帶男友來接受治療。他天生就有痙攣的問題，下背部和骨盆的肌肉都緊緊卡死，扭轉的角度幾乎將近九十度。痙攣也縮短了他的肌肉，讓他走路一瘸一拐。他很想改變體型和姿勢。他做過兩次羅爾夫治療法（一種按摩深部肌肉的物理療法），但痙攣的情況依然很嚴重。我只是初學者，面對這樣的案例有點不知所措，但我知道自我矯正的原理，決定姑且一試也無妨。只要讓身體緩和下來，維持舒適的姿勢。輕輕按壓，讓肌肉縮短，身體放鬆停滯狀態，恢復平衡。接下來身體就能依自己的步調痊癒。

　　結束第一次治療後，我向他解釋，我的老師說治療後療效仍會持續。由於他住得很遠，不太可能常來治療，療效能持續對他來說再好

不過了。過了三個月，他打電話來問我紓解效果會持續多久，因為他想買新褲子。他說，自從治療過後，他的腿持續變長，現在褲子已經不夠長了，但要是腿長還會變化，他不想現在就花錢買新褲子。我聽了真的很驚訝，居然有效！在接下來的兩年內，我只幫他治療過兩次，痙攣繼續舒緩，每次治療後他的雙腿又進入新的延長階段。

　　第一次治療後過了五年，我去探訪這對如今旅居歐洲的朋友。他問我是否要看看他的脊椎有什麼差異，便脫下了上衣。變化真的令人咋舌！他的脊椎完全拉直了，骨盆也釋放了所有的肌肉痙攣。我不敢相信能有這樣的結果。他問我覺得怎麼樣，我恭賀他能有這麼好的成績。

　　我告訴他，我覺得我應該幫他按摩雙腳，或許也幫他檢查一下腰肌。他的回應很令人訝異，他說，直到最近幾個月，他的雙腳才開始出問題，現在讓他非常困擾。所以我用擺位技法治療了他的雙腳和腰肌。第二天早上吃早餐的時候，他滿面笑容，說這幾個月來他第一次覺得腳不痛了，鞋子穿起來也變得很舒服。

　　思量他的症狀發展，我想起保羅斯曾說骨骼與身體自我矯治療法遵循順勢療法的原理：痊癒會從頭頂開始，到腳底結束，先治療最新的傷害，再撫平舊有的傷害，最後則是從內而外。朋友的案例正好就是這樣：背部和骨盆的傷害消除後，狀況向下移動，最後從他的雙腳散去。

骨骼與身體自我矯治療法：全方位療法

從事骨骼與身體自我矯治療法時，我清楚看到這套手法和我學過的其他方法比起來都更有效。緊張的肩膀肌肉幾秒內就可以放鬆，我不需要拉緊拇指去按摩深層的組織。輕柔的碰觸和擺位就能快速消除緊張疼痛，客戶都大感驚奇。愈來愈多人要求使用骨骼與身體自我矯治療法，按摩的熱門度降低，而我也更懂得如何促進人體的自我矯正反射。我學會了感受和理會人體內看不見的停滯狀態——比方說，肩膀緊張多半與下背部缺乏支撐有關、姿勢與脊椎靈活度則和結構穩定度有關，還有平衡的身心狀態對健康與個人安樂非常重要。

但更重要的是，我愈來愈尊重身體天生的自我矯正反射。我的雙手聆聽身體的聲音，我的頭腦和心靈也專心聆聽。客戶注意到身體覺得愈來愈自在和舒適的同時，我開始注意到他們對生活的憂慮和抱怨消失了。生理感受的放鬆似乎蔓延到生活的其他面向，幫他們釋放情緒和心理的拘束，降低焦慮。活動範圍擴大後，更有能力有效地管理生活中困難的面向。他們對自己的信任度提高了，也信任自身固有的智慧，我也學會了要信任和尊重個人天生自我矯正能力的過程。

但客戶身上還發生了另一件事。

我記得，我要做宣傳小冊，便詢問一位治療最為規律的老客戶願不願意幫我寫一段話。湯姆是卡車司機，平常會做重量訓練，我覺得他是比較在意實際感覺的人。他說他不知道該寫什麼，因為每次治療都是一段心靈的體驗。

現在想起來，我發覺他說的話真有道理。回想和那位整脊師第一

次接觸骨骼與身體自我矯治療法時，我很驚訝這套手法能讓我體驗到全身是一個整體的感受。我記得第一次接受治療的感覺，清楚看到自己的生理、情緒、心理、能量和精神合而為一。回想意外後我住院的那段時間，那發光的護士要我回到自己的身體裡，還有死裡逃生後我一直自問應該做什麼。那時的答案似乎晦澀難懂，但現在我懂了：「做什麼都沒關係；重要的是方法是否全面。」

　　在我研究過的形式中，骨骼與身體自我矯治療法絕對是最全面的。它的中心思想在於尊重個人所有層次的存在。從事骨骼與身體自我矯治療法後，我看到了從全方位的角度——身體、智力、情緒、能量、靈魂、精神——治療每個人能帶來多麼奇妙的效果。

　　因此，我邀請大家一同探索自身的完整性，把重點放在身體擺脫疼痛的能力上。

三十年後

　　學習心理學後，我準備好要治療他人，充滿好奇心和熱情，懂得觀察他人的情緒，也要對整個過程有信心。透過冥想練習，我學會了放慢腳步，觀察自己的身心，在治療別人時也要保持憐憫的心態。對我而言，骨骼與身體自我矯治療法一開始時是讓自己痊癒的方法。也因此激發了我對人體的好奇，提供方法協助其他人找回舒適自在。從事這個療法三十年後，我懂得尊重身體固有的智慧，欣賞痊癒和自我認同出現的獨特方法，也信任身心自我治療的奇妙資源。

　　我繼續向英國整骨醫生保羅斯學習他獨創的骨骼與身體自我矯治

療法，直到一九九七年他去世為止。在一九八〇年代晚期，我有機會向來自哥本哈根的亞莉山大學習，而「均衡張力法」（Eutony）就是由她提出。在她的影響下，我又拾起了對自療的興趣。我深受啟發，並且發展出一套特別、可以教會他人的自療技法，開始把這些手法融合到我私人的執業和訓練課程中。

　　骨骼與身體自我矯治療法的概念和實際操作方式都非常適用於自療。教導別人和身體協調、察覺到現狀、明白溫和的自我調節原本就有助於紓解疼痛和增進健康，我覺得這是一份很棒的工作，而且令我樂此不疲。看到來求治的人獲得力量，滿心歡喜發現運用骨骼與身體自我矯治療法的原理和技法就能更覺得舒適，有效消除疼痛，更讓我覺得享受。這套手法讓大家能夠發現用自己的力量就能舒緩疼痛，感到舒適安樂，真讓我滿心感恩。

　　在美國和澳洲各地教學後，我發現大家對骨骼與身體自我矯治療法的接受度很高，想尋求更多工具的專業人員也覺得很有幫助，一般想要自助或幫助家人朋友的大眾也好評不斷。我都不知道聽幾個人說過，學到這套手法後，感覺又找回了自己。我也知道，在如此忙碌的生活型態中，我仍能保持健康，秘訣就在於我能用骨骼與身體自我矯治療法的自療練習，在疼痛出現時加以處理，從內而外重建舒適的感受。

骨骼與身體自我矯治療法：
發展歷程

　　骨骼與身體自我矯治療法是與天生反射共同協作的治療體系。骨骼與身體自我矯治療法的基本概念在於利用自我矯正的反射，來刺激人體恢復固有的結構平衡，提高人的自覺。此外也利用溫和的擺位舒緩關節和肌肉疼痛，減輕壓力。使用的手法很輕柔，能間接消除疼痛。透過本體感受神經的作用，激發天生的自我矯正反射，讓患者感受到緊張和不適都能得到舒緩與放鬆。由於手法非常溫和，除了能用於處理急性疼痛，也有助於舒緩需要長期復健的慢性疾病。患者能夠融入治療過程，也得到鼓勵和力量，喚醒自身的療癒能力。

　　骨骼與身體自我矯治療法由英國整骨醫師保羅斯創立和發展，以整骨療法為根基。整骨的原理強調骨頭結構對位，血液和淋巴液暢通循環，身體自然健康。一九六四年，美國整骨醫生瓊斯（Lawrence Jones）發表了論文〈透過擺位的自發舒緩〉。瓊斯發現，緩慢而謹慎地誇張不正常的姿勢，反而能讓患者達到最舒適的狀態，展開奇妙的

治療程序。接受這種溫和治療方式的患者，能在不靠蠻力，也不需要讓骨骼劈啪或嘎吱作響的情況下，讓導致骨骼位置失調的肌肉痙攣能自發地放鬆。

　　保羅斯曾是柔道教練，他常去看整骨醫生，治療錯位的骨骼結構。雖然有幫助，但治療結果總無法持久。為了更了解如何矯正骨骼結構並延續修復的機能，保羅斯開始學習整骨療法。他讀到了瓊斯的論文，覺得興味十足，留下深刻印象，開始全心研究不施加外力的手法，立定畢生的志向。

　　保羅斯發覺擴大機能障礙的擺位法能刺激人體自發舒緩，並歸納出以下理論：動作愈誇張，舒緩的時間愈久。有時患者的情況不允許使用瓊斯的標準技法，保羅斯發現只要稍微靠近關節處做細微的誇張動作，舒緩所需的時間就會降到三十秒。這成為保羅斯研究的第四階段。

　　到了一九七六年，保羅斯已經發展出骨骼與身體自我矯治療法的階段式反射技法。骨骼與身體自我矯治療法的原文Ortho-Bionomy，意為「正確的生命研究」或「與生命有關的定律科學」。保羅斯把使用這些技法定義為「正確運用生命的自然定律」。使用「階段式」一詞，原本是因為技法是分不同階段發展出來。第一階段是瓊斯的成果，第二和第三階段則是早期的嘗試，後來證明不夠實用，很難在他人面前示範。「階段」除了指技法的發展過程，隨著時間和經驗累積，這個詞也確實指出了這種療法的剝洋蔥效應。患者會經歷不同階段的舒緩，舒緩的步調也讓患者的身體能夠支撐結構變化。用到「反

射」這個詞，則是因為保羅斯相信自我矯正的反射才是關鍵。瓊斯讓大家看到不見得需要施力就能矯正身體，階段式反射技法則透過逐步將動作微微誇張並輕輕朝關節處施壓，發掘自我矯正的潛力並加以發展。

　　這些技巧教導患者透過自覺和實際參與，了解如何發覺什麼姿勢能夠舒緩疼痛，並找到最佳姿勢來刺激導致長期疼痛的反射弧自行矯正。如果患者的代償行為已經融入了身體的本體知覺，這點尤其重要。本體接受器是神經末梢，提供與動作和身體姿勢相關的資訊，主要位於肌肉、肌腱和內耳的迷宮中。本體表示「屬於自己」，透過本體接受器的系統，我們把生理、情緒和心理的體驗融入自己的動作模式。

　　受傷後如果出現代償行為，我們或許會把本體接受到的創傷模式和自己的機能結合。比方說，一名女性碰到意外，原本健康的活動模式受損，但她適應了創傷，發展出略微受限但行動無礙的動作模式。保羅斯發現，如果你遵循人體組織固有的動作模式，跟隨本體活動的引導，在你的支持下，這些動作模式就會自行矯正結構的錯誤，同時也能釋放傷害造成的情緒和心理創傷。他稱此為第五階段。他發展出第五階段的技巧，讓患者能引導自身的矯正潛能，同時讓治療者能遵循和支持患者的自律本體動作。

　　他也發現，就算他不碰到患者，也能經由自己的本體神經系統感應到對方的身體模式，並且刺激對方身體做出自我矯正反射。他把這個方法稱做第六階段。

　　當創傷似乎已經融入患者的能量系統時，第六階段的方法證明很有效。但這些反射也能矯正患者的結構問題，讓他們對所謂的「意外」或傷害有更清楚的了解。由於手法不施力也不會造成創傷，患者有機會清楚憶起原本導致緊繃的事件，找出能舒緩身體模式和疼痛的姿勢。為了在患者能察覺到發生了什麼事之前就矯正病灶，多數療法所採取的調整步調都很快，但骨骼與身體自我矯治療法不同，是利用時間作為恢復意識的手段。在擺位時，患者會體驗到疼痛、緊張和壓力的起因，了解要用什麼方式來舒緩。

　　保羅斯把這樣的工作稱之為「教育身體修正結構錯誤」。他曾寫道：「別忘了，大多數用手操控的做法都屬於得施力的手法。已經有證據證明，給予身體矯正的動機，要身體改變，效果其實更好。喚出身體本能，讓身體不抗拒改變，才會看到變化。超越了這個界線就變成強行施力，用力過度會導致身體反抗，無法回到和諧的狀態。」

　　（歐弗麥爾作。版權所有：骨骼與身體自我矯治療法國際協會，一九九八年）

引言

⌘ 你適合看這本書嗎？

　　本書提供詳細的步驟，教導讀者舒緩身上的緊繃和疼痛，同時讓你更能感受到舒適和放鬆。工作了一天覺得身體很緊繃、受傷造成疼痛或有慢性疾病問題，或者想要更健康，骨骼與身體自我矯治療法都很適合你。使用安全舒適的擺位和溫和的動作練習，你會發現自己就具備了這樣的力量，也能發揮力量來治療自己，更快看到成效。

　　不分年齡或生理狀態，每個人都能從骨骼與身體自我矯治療法受益。不需要特殊的服飾、設備或飲食，只要投入時間、專注力以及想要改善感受和學習新事物的意願。

　　使用骨骼與身體自我矯治療法，你可以舒緩背痛、頸部疼痛、緊繃的肩膀和肋骨疼痛。你會學到如何舒緩腳踝扭傷、雙腳和膝蓋疼

痛、關節疼痛、緊張性頭痛、坐骨神經痛和脊椎側彎。你能學會用溫和的方法處理造成纖維肌痛、肌肉勞損和手臂疼痛的不適和緊繃狀態。本書中的所有技法都能讓你更自在，感覺更健康。

由於骨骼與身體自我矯治療法的重點在於個人與生俱來的自我矯正能力，因此當然也提供了自療技法。我們應該要教導大家接納自癒的過程，懂得如何用簡單的技法來紓解疼痛和緊張。發展出骨骼與身體自我矯治療法的英國整骨醫生保羅斯常提到，在每次治療後一定要給學生練習的機會，才不會讓身體淡忘自然釋放和自我矯正的能力。

我從一位客戶身上學到這一點。她固定來接受治療，也會和我閒聊各種話題，通常都和我們的療程沒有關係。雖然我覺得閒聊無法給她更深層的釋放，但聊天似乎讓她更自在，身體也更放鬆。有一天她來了，告訴我她在家試了不少姿勢，成功地釋放了脊椎的緊張，我聽了很驚訝。在這次經驗後，我就很積極地把自療練習融合到療程中。

我漸漸學會怎麼調整自療的擺位技法，以及協助客戶和內在的舒適感受以及能力達成協調。對自身和客戶應用自療的技術，我逐步發展出自療練習的課程，也寫了這本書。

執業三十年以及教授骨骼與身體自我矯治療法課程後，我相信，只要有適當的資訊和工具，每個人都有動機、能力和意願來幫助自己消除疼痛。

自我治療時

在每個練習中，我都會建議練習時間的長度與頻率。一般而言，

最好每天都能抽出時間給自己，並且專注於身體的感受及療癒過程。撥出的時間重質不重量。大多數的姿勢和練習需要十分鐘，而且你或許一次要連續做好幾個練習，來處理鄰近的部位。

需要的道具

不會讓你覺得冷的地板空間（鋪了地毯，或用摺起的毛毯）

- 椅子、沙發或床
- 枕頭、毛巾（可以折起來增加厚度）
- 柔軟中空的橡膠球，我特別喜歡瑜伽球（Gertie Balls）
- 兩顆網球，裝進襪子裡

⌘ 內在的醫生

真正的療癒要發自內在。當我們慢下腳步，聆聽身體的回應，就等於學著去信任、肯定和支持身體的恢復潛能。我們也用內在的智慧支持自癒的過程。

隨著年紀漸長，我們可能會受到制約，相信其他人更懂得如何治療我們的身體。覺得疼痛或無精打采的時候，我們會去找醫生、營養師、中醫、順勢療法醫生、針灸師、心理學家，或其他知道該怎麼辦的「專家」。雖然這些專家的知識對我們來說或許有用，卻不該讓他們的知識壓過了個人的直覺。過度依賴專家或權威，會讓我們無法感

受到自身的體驗，以及在自己身上找到自我撫慰的天生能力。

　　把注意力從內在權威轉到外在權威，慢慢地我們愈來愈不信任固有的潛能。我們跟內在的認知斷了線，更加依賴他人來「治療」我們。使用藥物「治療」時，更進一步混淆了感官自我調節的能力。

　　我女兒三歲時割傷了大拇指，她哭著來找我。即使施壓，大拇指還是一直流血。我哄她不要哭，同時發覺自己居然認為她的傷口需要縫合。我想，去醫院急診室一趟或許要等很久，有可能不需要縫，但仍要付醫藥費。我不知道是否有必要去醫院。我知道身體會治療自己，但眼前是我受傷的女兒，為了她的安樂，我必須做出最好的決定。我又看了一下她的傷口，對她說：「你身體裡有一個醫生，知道你該怎麼辦。你要不要閉上眼睛，問問他要怎麼做？」

　　她閉上眼睛，安靜了片刻，然後宣布「我要去睡午覺了」，便跑到她的房間睡下。午睡起來，她的傷口合起來不再流血，她再也不覺得疼痛或不舒服。傷口癒合得很好，沒有留下疤痕。

　　兒時看到最微不足道的症狀，我也會問問題。扎到肉裡的刺怎麼會自己跑出來？瘀血的地方為什麼會轉紫，然後變成黃色？最後皮膚又怎麼完全恢復原來的樣子？有些回應夾帶著警告：「不要抓長水痘的地方，不然會留疤。」疤是什麼？我心想。

　　有一次，我的大腳趾被車門夾到。除了很痛，我也很心煩。大腳趾會怎麼樣？有人告訴我，指甲會變黑，然後掉下來，新的指甲會長出來，我聽了既難過又害怕。我身上從來沒有什麼東西變黑後掉下來，所以我決定，我的指甲不會變黑掉下來。事實上，我的指甲復原

了，沒有變黑，也沒有掉下來，你能想像我有多開心嗎？這次事件更加強了我幼稚的「奇想」。我不知道我的決定為什麼能讓指甲恢復原狀。是否跟我內在的醫生有關？

在視覺化練習中，奇想成熟了，受歡迎度和可信度也跟著增加。我在臨床診療時發現，讓求診者想像想做到的動作，會增加他們的活動能力。想像結果能夠激發並賦予神經系統力量，增加活動潛能。

喬治六年前曾經中風，左臂的活動範圍和機能因此受限。他左手手肘彎曲，似乎總黏在身側，左手則緊緊橫在腰間。我沒有移動他的手臂，只是輕碰肩膀上的舒緩點，然後從手肘輕輕往肩膀關節壓。我慢慢按壓肩膀上的八個點，逐漸加重手肘上的壓力。然後我專心處理他的右臂，把手臂移到特定的舒緩姿勢。我建議喬治在我移動他的右臂時，想像左臂也移到同樣的姿勢。幾分鐘後，他開始移動左臂。按壓和想像喚醒了他的反射活動潛能。但他仍無法確切控制活動，因為中風擾亂了他的神經迴路，但他的反射潛能確實發揮出來了。現在可以靠著這種潛能重建新的連結，增加活動能力。

好奇心、奇想和內在權威等特質是自療的要素。好奇心幫我們集中注意力，讓我們察覺到究竟發生了什麼事。感覺到什麼？變化因素是什麼？情況為什麼會改善？奇想集合了希奇古怪的想像，錘鍊愛玩耍的意念，不會因為可預期的結果就感到滿足。如果能想像到不同的結果，或許就能實現。內在權威讓我們信賴內心的醫生，支持我們天生自我調節和痊癒的能力。

⌘ 壓力扮演的角色

　　疼痛不適可能會引發不少情緒反應：恐慌、害怕、不確定、困惑、不耐、憤怒、難過、沮喪。我們的思維意識或許會讓這些感覺生效，也有可能放大這些感覺。

　　假設起床的時候，你覺得下背部卡住了。想要站起來的時候，你覺得痛苦軟弱，你很擔心，不知道如何才能度過這一天。然後你感到困惑，要怎麼處理呢？或許你覺得惱怒，無法按照計畫執行活動或履行義務。

　　這時你可能立刻會聯想到最糟的情況：外科手術、癱瘓、殘障。你可能覺得恐慌，要怎麼繼續工作賺錢，或者該如何支付醫療照顧的費用。這些情緒和感覺狀態在思維意識中似乎都生效了。

　　但情緒波濤起伏並無法消除疼痛，反而會增加壓力、導致神經緊張、無法改善身體的感受。覺得壓力大的時候，如何讓自我均衡的反射發揮作用？大家可以從我的女兒身上找到線索，她內心深處知道睡個午覺就能讓自己平靜下來、減緩血流速度，並讓身體痊癒。

　　有時候，生活中的種種要求似乎來得又快又猛。如果我們不斷嘗試追上速度，可能會讓自己永遠脫離不了壓力。我們的系統「卡在」超高速運轉中，神經系統則會設法回應出現的每一種狀況。身體的自我平靜系統和維持內在均衡的能力因此變得疲勞。過了一陣子，我們為慢性疲勞所苦，無法得到足夠的休息，機能出現障礙。我們再也無法進入深層的休息狀態以補充精力和回春。這種失衡繼續下去，一定

會影響器官的均衡機能和痊癒能力。

　　察覺到神經系統的加速和安撫反應，則朝著自療又邁進了一步。心神安寧是釋放疼痛和緊張的關鍵，也是身心健康和活力的要素。

壓力反應

　　自律神經系統會自動支持和控制維持生命所需的機能，不需要我們用意識去控制。神經系統分成交感和副交感兩個部分。

　　交感神經系統：交感神經系統讓身體準備好自動回應危險、壓力和情緒狀態。在讓身體準備行動時，交感神經系統會增加肌肉中的血液流量，提高心律和血壓。察覺到危險時，會對必要的腎上腺素反應發出信號，給我們迅速移動的能量。涉及「準備反應」的所有動作，都受交感神經系統的影響。

　　副交感神經系統：副交感神經系統管理重大器官和腺體的機能，維持長期的活力。副交感神經系統可以恢復健康，在休息和睡眠時給我們的內臟和機能最好的滋養。副交感神經系統增加進入器官的血流，降低心律和血壓，能夠幫助消化、吸收食物、促進排泄。副交感神經系統也有中和的功能，均衡交感神經系統其以動作為導向的戰鬥或逃避反應。別忘了，在我們安靜休息的時候，副交感神經系統有自身更深層的工作要做，以便提供身體活力。

⌘ 學習平靜旁觀

　　要讓神經系統均衡，一開始就要學會偵測自己不均衡的徵兆。注意你的呼吸，注意呼吸的速度，注意身體是否有緊繃的地方，注意你對不同刺激的情緒反應。透過自覺，我們可以學到消除壓力的方法，改善恢復健康的能力。

　　練習骨骼與身體自我矯治療法，需要具備能夠平靜旁觀的心境。這個放鬆而集中注意力的狀態，讓你能夠如實的觀察自身的體驗。批判的心會嘮叨不休，常會帶來焦慮、擔憂和恐懼，因此得先放下批判。心緒保持中立，身體才有機會傳達直接的體驗。如此一來，神經系統和身體其餘地方就能重新調整和自我矯正。在平靜旁觀的狀態中，對身體和疼痛的擔憂和焦慮都會暫時中止。

　　在自我治療時，一定要保持警覺、好奇和鎮定，才能探索自己的體驗。把注意力放在身體的感受上，你的自覺就能對應到身體的感覺。很多人因為有需要才去注意自己的身體。受傷後引起的行動不便或疼痛，會讓人很想知道到底要用什麼方法來解決，怎樣才會覺得舒服，怎樣會引起不適。不注意身體的反應，活動範圍或許會受限，理智也受到禁錮，認為自己無法突破限制。

　　做練習和實踐舒緩技巧時，要用心感覺你的身體，才能分辨什麼姿勢和練習會帶來效果最好的舒緩。和身體建立了緊密有效的關係後，對自我調節能力的察覺程度、理解和欣賞也會跟著增長，你也更懂得如何用輕鬆自然的方式找到舒適的感受。

四方呼吸法

來自能量呼吸（Pranayama）瑜伽的「四方呼吸法」，是一種可以用來均衡和放鬆神經系統的呼吸技法，讓我們能貼近自己，無憂無慮。調節呼吸會給神經系統節奏均衡的感受。在這種放鬆的狀態下，會覺得平靜，能夠抽離。情緒平靜下來、思維意識一片安祥，身體的反射本質也能發揮自我矯正的能力。

1. 開始吸氣，同時數到四。

2. 屏住氣息，再一次數到四。

3. 吐氣，數到四。

4. 屏住氣息，再一次數到四。

我會在數數時想像自己畫出正方形的四邊：吸氣數到四時，想像畫出正方形垂直的一邊。屏住氣息數到四時，畫出正方形上面那一邊。吐氣數到四時，想像我畫出跟第一邊平行的垂直邊。屏住氣息數到四時，畫出正方形下面那一邊。然後重新開始，再畫一個正方形。

如果一開始時覺得很困難，先畫一個長方形。吸氣數到四，屏息數到二，吐氣數到四，屏息數到二。習慣了調節呼吸方式後，就更容易邊呼吸邊在心裡畫出一個正方形。

❀ 發掘和培養舒適的態度

我們對疼痛的態度會讓我們從自身抽離，這樣的分裂因而對生活

品質造成衝擊。疼痛令人困擾，所有的體驗都受到影響。如果只能感覺到疼痛，我們接觸不到喜樂或平靜，生活中的一切都讓人惱怒，也失去了分辨不同感受的能力。

我曾聽說，疼痛基本上是學習而來，以反應最初引起痛苦的刺激。我們會開始緊張或收縮身體來反應疼痛，因為預期疼痛而開始縮緊時，就會慢慢縮小原本的活動範圍。我們習慣去注意到疼痛，隨時檢查疼痛是否消失，或者繃緊身體想要保護自己不去感受到疼痛。疼痛似乎在日常生活中無所不在，我們無法想像疼痛消失的情況。

然而，如果我們把放在疼痛上的注意力也放在舒適的感受上，會有什麼結果？或許舒適也可以透過學習而來。或許我們只要注意到什麼會讓我們覺得更自在，把觀察重點放在舒適上。察覺到更舒適的感受後，就朝著那個目標前進。我們把更多的注意力放在令人舒適的事物上，就能期待更高程度的紓解。注意到我們對舒適的偏好並加以回應，我們就能漸漸學會從習於疼痛，改為習於讓自己更舒適。練習骨骼與身體自我矯治療法就是這麼簡單。

放慢步調，注意追蹤我們的感受，就能發現什麼樣的動作能帶來舒適自在，也會發覺到一些很細微的差別。小小的自在感受能夠開始取代令人無所適從的痛苦。花點心思，溫柔照顧自己，就能學會和身體的感受協調，不需要預期習以為常的疼痛會再度降臨。慢慢地，我們發現自己隨時隨地都有選擇，注意到更舒適的感覺後，就朝著那個方向邁進。這種對感受的察覺和調整在自癒的過程中給我們力量，讓我們更接近享受安逸的目標。

⌘ 將舒適的感受留存在記憶中

一旦認得了放鬆的感受，你可以練習讓自己回到那樣的感受和情緒。想像自己放鬆下來：注意到身體變得柔軟，讓自己好好品味身體的感受，然後將這些感受烙印在身心的記憶中。客戶說做過一次治療後覺得舒服多了，我會告訴他們要記住那樣的感覺，需要提醒自己放鬆時就要喚起記憶。用同樣的方法，我們開始重新教育自己，回到舒適的狀態。

⌘ 骨骼與身體自我矯治療法的擺位如何發揮功效？

第一次上骨骼與身體自我矯治療法的課程時，保羅斯提到身體的自我矯正反射。他在練柔道時發現身體的反射能力，能快速找回和維護身體的平衡。他用牛頓的第三運動定律來解釋：對於每個動作，一定都有一股相對且平等的反作用力，而在每次相互作用中，一定有股成對的力量。

保羅斯從整骨生涯中明白，正常的活動範圍是關節周圍對立的肌肉平衡作用的結果。關節兩側的肌肉成對作用，一邊伸展變長，另一邊則收縮變短。如果一群肌肉過度收縮，無法回應內在的提示，相對的肌肉或肌肉群長久下來會一直保持過度伸展的狀態。身體上一直有

這麼不平衡的配對就無法放鬆，也影響到天生的活動範圍。

　　為了避免疼痛，身體通常會壓緊和收縮痛點周圍的肌肉，防止活動。害怕疼痛，卻促進了停滯狀態。停止活動或許會暫時解除疼痛，但也有可能帶來代償性緊張和停滯狀態，阻礙痊癒速度，接下來也無法恢復正常活動的能力。

　　保羅斯的理論是，如果你給身體一些提醒，比方說稍微過度伸展已經過度伸展的肌肉，稍微按壓已經收縮的肌肉，身體會察覺到不正確的狀況，進行自我矯正。

　　這樣的自覺和肌肉的伸展量有關，但本體感受的神經卻占了更重要的地位。本體感受神經會通知身體目前的姿勢，調節擺位和動作。活動和擠壓時就會激發這些神經。

　　當然理論聽起來很完美，但要如何運用呢？保羅斯在治療一名頸椎完全卡死的女性時找到了機會，她的頸部不管要移成什麼姿勢都會讓她疼痛難當。注意到肌肉緊繃狀態的方向後，他用收縮的姿勢撐住她的頸部，讓頸部關節略微靠緊一些，更加縮緊肌肉。突然之間，那名女性的脖子能夠活動自如，緊張疼痛全部消失。

　　保羅斯藉由讓她保持最舒適的姿勢（或許就是她平常擺出來的姿勢），誘發這名女性身體的反射能力，讓它靠著本能自我矯正，釋放出緊繃，恢復自在和正常的活動範圍。就像鞋帶上的結，如果你按著結拉緊鞋帶，反而更容易解開。或者像卡住的窗戶，有時候先關上，會變得更容易打開。

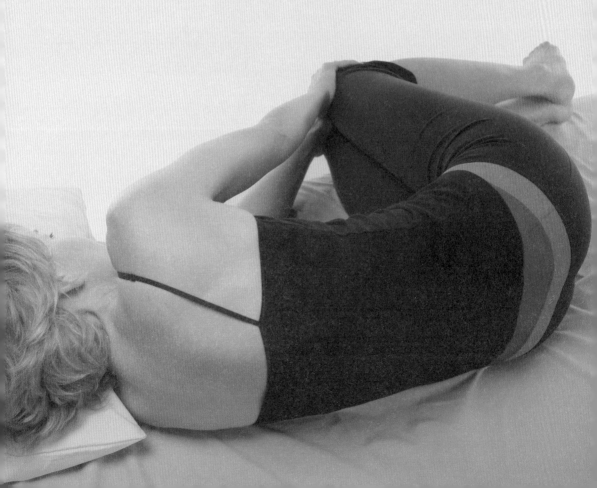

第1部

做好準備

第 1 章

在開始之前：讀者須知

⌘ 有關自療的說明

　　自療技法的架構從機能面出發，我的學生多半都能理解箇中原理，希望讀者也能接納。每種技法的結構完整性和書面資訊都以前面的技法為基礎。每一章的敘述多半從我多年的執業和研究搜集而來的簡練故事和軼事出發。這些小故事不僅針對特定的身體部位，還有其他的含意，即使你不覺得自己需要那種技法，最好也要仔細閱讀。

　　我們從下背部和骨盆開始，這兩個地方是健康姿勢的基礎。讓我們跟大地連接的髖部、雙腿和雙腳也是基礎的要素。然後來到脊椎——背部中間和上背部（胸椎）。舒緩了上背部和下背部後，就能應用姿勢技法。接下來是胸廓、肩膀、手臂和雙手。加上頸部和頭部，包括眼睛、耳朵和下顎，便完成了全身的治療。書的最後段落涵

蓋特殊狀況，例如和姿勢異常、脊椎側彎、坐骨神經痛及拇趾外翻有關的累積性壓力症候群。

　　雖然前幾段介紹了章節的順序，讀者仍能夠自由跳到其他的章節，使用舒緩姿勢和練習來處理個人的問題。

　　人的身體是有機體，許多系統會相互依賴，所以你可能也需要處理鄰近或相關的部位，完成舒緩動作，恢復舒適和機能。你要跟鄰近部位好好相處，建立友誼。

　　在開始練習或做舒緩動作前，一定要把說明全部讀完，了解動作的順序。在真正開始動作前，最好能在腦海中想像或甚至感覺到你擺出特定的姿勢，或做特定的練習。

　　務必記得，與其遵循我建議的規則，不如找出什麼對你最有效並加以利用。別忘了，練習是為了幫你找回舒適自在，不能用來取代醫療手段。

❈ 自療練習的類型

- 若要舒緩疼痛和消除緊張，使用舒緩姿勢。
- 若要維護行動力和靈活度，使用動作練習。
- 若要迅速舒緩，使用等長和等張練習。
- 要喚起身體潛在的行動能力，以及強化新的狀態，使用等長和等張練習。

・若要更深入探索你的動作模式，使用知覺練習。

舒緩擺位技法可以舒緩肌肉緊張的狀態。受傷可能會造成代償姿勢和停滯狀態，可以用這些技法中斷，並有助於重回天生自我矯正的反射。

呼吸練習增加組織內的含氧量，促進放鬆，提高復原能力。放鬆呼吸會創造出一種按摩內臟的感受，重新建立體內自然的平靜節奏。

動作練習可舒緩緊繃狀態，提示本體感覺神經系統察覺到範圍更廣泛的機能選擇。動作對學習來說非常重要，也能產生新的神經傳導路徑。

知覺練習把焦點放在直接感受到身體的體驗上。這種感知動作會讓你看得更清楚，產生信任感，提高機能和舒適度。肌肉會根據動作一開始發生的地方組合活動。知覺讓你的身體更有機會接受改造。

⌘ 等長和等張動作

如果受傷，比方肩膀卡住無法自由活動，就適合等長和等張練習。害怕疼痛而導致神經系統限制活動範圍，這些運動也很有助益。

做等長練習時，只用百分之二十的力量，會產生同等的阻力，防止活動。這股妨礙動作的阻力要持續七至十秒，然後放開，完成想做的動作，並感受到身體的活動範圍變大了。

　　如此一來，即使神經系統想要傳送信號給肌肉，要它繼續拉長，肌肉卻停在某個長度。等長練習可以舒緩過度縮短的肌肉，或幫助提示機制歸零。停滯和緊張模式受到擾亂，提醒身體固有的潛能。

　　做等張運動時，用溫和的阻力對抗動作，但不是讓動作停止，而是讓動作變得緩慢平均，因此肌肉會運轉所有的活動範圍，同時維護穩定的強度（同樣也是百分之二十的力量）。等張運動透過完整的活動範圍，增強肌肉力量。

　　做等長運動時，阻力會停止動作。做等張運動時，雖有阻力仍能穩定運動。

　　在骨骼與身體自我矯治療法中，所有的等長和等張運動都從舒適的姿勢開始，你用兩成的力量離開舒適的姿勢，然後施加些微的阻力，大約一公斤。十秒後，身體部位會被動地朝著原本想要的方向移動，完成動作，更強化放大的活動範圍。通常兩者會一前一後使用，從等長開始，活動肌肉，然後做等張運動，增強活動範圍。要記得，做等長和等張運動時，施加阻力後一定要貫徹始終。

⌘ 按壓點和舒緩姿勢

關於舒緩姿勢

1. 身體上疼痛或痠痛的點或區域，都有一個相對可以舒緩疼痛的姿勢。

2. 能否舒緩取決於是否能讓你的身體擺出正確的姿勢。

3. 要讓身體擺出最適合的姿勢，必須要用平靜且充滿好奇的心思去探索，集中精神的同時也不要妄下評論。

4. 擺位的速度要緩慢溫和，免得因急促而跳過了「正好」的地方。放慢步調，緩緩探索。

5. 舒緩姿勢很接近身體的停滯狀態。比方說，如果你的肩膀一高一低，或許舒緩姿勢就是要抬高肩膀來創造舒適的感覺。

6. 一般來說，繞著痠痛點／區域「捲」、「凹」、「折」的姿勢會放鬆緊繃，紓解疼痛。

7. 如果你的姿勢正確，感應點的痠痛就會消失。如果該處的痠痛稍減，表示你差得不遠了。那個姿勢或許有效，或者你可能需要調整位置，才能更完全舒緩緊繃的狀態。

8. 朝著關節輕壓，可幫助身體察覺到不平衡，刺激自我矯正反應，因此很多姿勢都包含按壓動作。

9. 感受到多種不同型式的舒緩：

   • 增強舒適和放鬆的感受
   • 自發性深呼吸
   • 逐漸放鬆
   • 腹部發出咯咯聲
   • 之前很緊繃的關節或部位變得柔軟，或者輕微跳動
   • 監測的指頭有種發麻或疼痛的感覺

10. 做完舒緩姿勢後，一定要慢慢起身，免得重新激發你剛剛才脫

離的不舒服狀態。

11. 舒緩後，動作要溫柔。不要為了檢查患部而導致緊繃狀態再度出現。花一些時間舒緩，效果才能自然深入。別忘了，疼痛消失後，身體仍在繼續復原：小心不要過度拉伸，痊癒效果才會更好。

12. 如果又出現緊繃狀態，投注時間做舒緩動作，溫柔提醒身體什麼樣才是舒適的感覺。

感應點

　　身體上的痠痛點都可以當成感應點，我們也會用到特殊的感應點。感應點也叫做**緊繃點、舒緩點**或**反射點**。通常這些點表示痠痛來自不同的位置。比方說，我們用骨盆前方的感應點找到下背部和骨盆的不平衡。

　　一般而言，讓感應點周圍的地方凹陷或折起來，就可以達到舒緩效果。每個感應點都配合一個特定的姿勢，來消除緊繃和疼痛。如果在擺位時碰觸感應點，不覺得緊繃或痠痛，你就知道你擺出了最完美的姿勢。做完姿勢後，你可以重新檢查感應點，看看疼痛或不適是否減少或完全消失。嘗試書上建議的姿勢，或用你覺得最舒服的姿勢。

　　做舒緩姿勢時，用中指指腹輕碰，有助於引導身體集中注意力。這叫做「監測」感應點，因為我們透過指尖觀察細微的變化。你可能會覺得肌肉組織變軟了，或感覺到監測手指發熱或跳動。有可能覺得麻麻的，或有點痙攣疼痛。有時候，身體透過感應點釋放過多的能

量，就會給你這種感覺。如果碰到類似的情況，把食指抬高或許會有
幫助，同時繼續用中指監測。

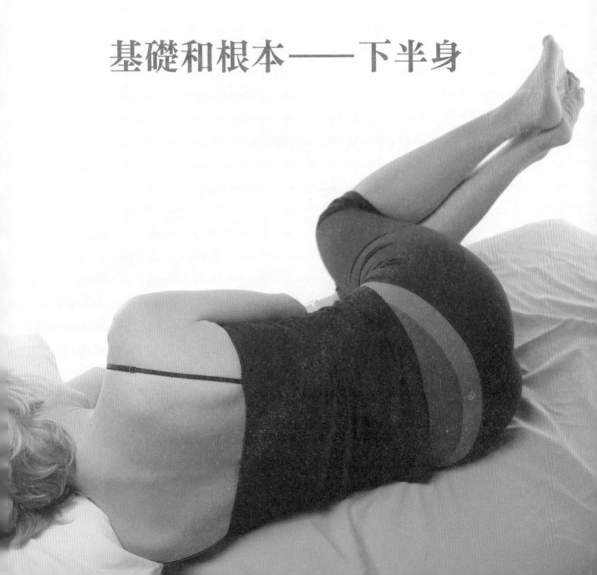

第2部

基礎和根本——下半身

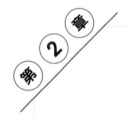

下背部

⌘ 和你的下背部建立新關係

我發現很多人在做過一次矯正後，覺得狀況改善不少，便迫不及待想要在疼痛的時候，把所有被自己耽擱的治療都做完。讓身體開始痊癒，而且不期待速效，對他們來說是很困難的挑戰。

致電給我的一名女性因坐骨神經痛，身體非常衰弱，已經臥床好幾個月。矯正兩、三次後，她覺得改善很多。數月缺乏活動，她的肌肉已經變弱了。考慮到這一點，我鼓勵她一次走一點點路，覺得緊張、痙攣或不舒服的時候就躺下來練習骨盆呼吸。下背放鬆後，她就能起身再走一小段路。走一段距離後休息和放鬆，肌肉就能恢復力氣，她也能負重更長的時間。要增加活動量，也必須在有助於痊癒、能提升靈活度和力量的步調下進行。

　　體驗了數月的疼痛和行動不便，身體狀況好轉令她大為興奮，隨時都想活動。雖然覺得下背部開始抽痛，緊張不適的感覺再度出現，她想既然情況沒有之前那麼糟，她只要撐過去就好。缺乏耐心使得她痊癒過程受阻，結果她打電話來的時候，人已經躺在床上，痛到沒有力氣。我們又得從頭開始。

　　下背部突然出狀況的人或許一向行動自如。通常他們責任心很強，除了把自己照顧好，也有充沛的精力去幫助朋友。他們或許覺得把將近三十公斤的箱子從車子後座搬出來沒什麼，但要完成這個動作不僅要把東西舉起來，還得扭轉脊椎。過了一天或一個星期，要從冰箱下面的抽屜取出胡蘿蔔時，他們可能會很驚訝自己突然直不起腰來。然後他們可能會很恐慌。時間表都排滿了，沒有空閒的時間，接著他們忍痛彎著腰來找我，納悶自己要多久才能痊癒，因為他們還有好多事情要做。

　　打個比方，下背部代表穩定感，讓生活保持在軌道上。生活中某個穩定的面向出現變遷，比方說換工作、與伴侶的關係出現變化、搬家，下背部就可能「失衡」。重大變化讓人無所適從，可能會導致生理結構無法承受，不確定的感覺浮現，就「失衡」了，因此你或許真會覺得不知道自己背後是否有適當的支撐。

　　雖然舒緩姿勢和運動幫我們發現疼痛的確能夠緩解，也幫助身體吸收新發現的緩和以及更健康的模式，但除了舒緩姿勢和動作，治療下背部還需要其他的做法。或許有些我們察覺不到的過程會擾亂痊癒的速度，或引發疼痛反應。[1]

　　客戶問，要多久才會痊癒，我的標準答案是：「那要看你會花多久的時間才能和下背部建立新的關係。」

　　建立這樣的新關係，或需要放慢腳步，花更多時間在自己身上，注意你的下背部什麼時候會覺得比較舒服，也要注意到什麼姿勢能緩解疼痛，什麼動作能增加舒適的感受。

✤ 腰椎的解剖結構

　　下背部有五節腰椎疊在一起，完美形成微微前彎的曲線。這一段脊椎承受的重量超過其他地方，因此腰椎處的脊椎骨頭最厚也最大塊。椎骨之間的凝膠盤可以吸收撞擊，給人行動自由。下背部的主要功能是往前彎（屈曲）和向後拱（伸直），但也能向兩旁彎曲（側向彎曲）和扭轉（旋轉）。下背部是脊椎和上半身的基礎（圖2.1）。

　　厚實的腰椎是脊椎的承重結構。重量從腰椎透過骨盆傳輸到雙腿，我們才能前進。下背部疼痛時，肌肉很容易變得僵硬，好讓身體感覺到更高程度的支撐，而行動範圍也跟著減縮。

下背部的一般舒緩姿勢，搭配腹式呼吸

這是我推薦給下背部疼痛患者的第一個練習。

花二十分鐘做這個姿勢，放鬆休息和呼吸。這個舒緩姿勢讓你的骨骼能夠釋放緊張和抽痛。呼吸的節奏保持緩慢平穩，有助於找回放

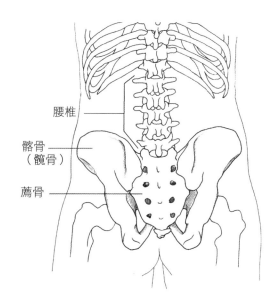

腰椎

髂骨
（髖骨）

薦骨

圖2.1：腰椎的結構（後視圖）

鬆和健康的感覺。

　　可以的話，一天做幾次這個舒緩姿勢，如果背痛或緊張導致活動受限，讓你必須常常躺下休息的話更要多做。就算只有十分鐘的時間可以舒緩也好。要注意幾個重點：調整至最舒服的姿勢、集中精神、呼吸、想像呼吸透過下背部釋放疼痛。

　　➔仰躺在地上。彎曲膝蓋，把小腿放在椅子或沙發上。腳跟和小腿必須和膝蓋一樣高，或比膝蓋略高。一次抬一腳，慢慢朝側邊或你的胸口移動膝蓋，細心感覺和調整，直到你找到能讓下背部最舒服的姿勢。也可以在頭下墊一個枕頭讓自己覺得更舒適（圖2.2）。

　　舒舒服服躺著，把雙手放在腹部，慢慢深吸一口氣。吸氣後腹部
會鼓起，然後下肺膨脹，最後胸口也充滿了氣。慢慢吐氣，腹部會下
沉變軟。想像氣從下背部輕柔緩慢地離開身體。感覺腹部在吸氣時鼓
起，吐氣時放鬆。吐氣時，想像氣流過下背部（圖2.3和圖2.4）。

　　吸氣和吐氣時都保持緩慢平穩的步調。口腔和嘴唇保持放鬆。在

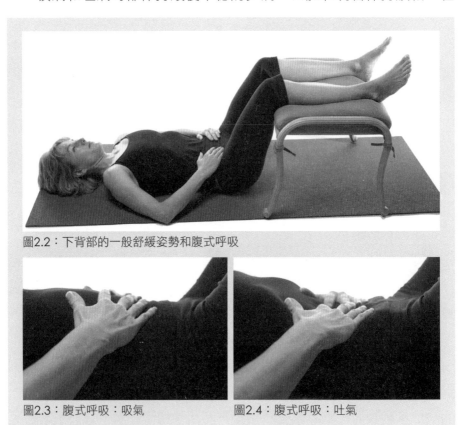

圖2.2：下背部的一般舒緩姿勢和腹式呼吸

圖2.3：腹式呼吸：吸氣　　　　　圖2.4：腹式呼吸：吐氣

吐氣時不要刻意吹氣，讓氣息自然流出即可。

　　如果你覺得下背部出現之前未感覺到的不適，再次慢慢移動雙腿，找到當下最舒服的位置。

　　有一次，這個練習似乎沒什麼效果，我仔細檢查客戶的姿勢和動作，問她練習的時間有多長。結果發現，她會一邊練習一邊看書。我告訴她，閱讀會干擾練習的功效，她覺得很失望，但我又告訴她，她可以專心做這個練習十五至二十分鐘，然後留在原地，閱讀至少二十分鐘，她聽了又很開心。有時候，下背部疼痛的患者最需要的就是讓自己停下來休息。

下背部運動：配合呼吸的骨盆捲起

　　在做完上面的腹式呼吸練習，或下面的第五腰椎舒緩姿勢後，很適合做這個下背部運動。練習不承受重量的動作時，神經系統會得到提醒，放鬆行動的範圍。肌肉感受到身體可能的行動範圍，不會因負重而拉緊，也能重新組織，給身體更多機能選擇。

　　不要超出你覺得舒適的範圍。如果動作帶來疼痛或緊繃，縮小行動範圍，找出不會導致疼痛的方法。

　　如果一直覺得不舒服，回到腹式呼吸，同時嘗試第五腰椎舒緩姿勢。記得隨時用舒適的感覺做為指引。花一至十分鐘做這個練習，只要你不造成身體緊繃，能夠隨時保持舒適的感覺。

　　→仰躺下來，膝蓋彎曲，雙腳放在地上。膝蓋和雙腳要跟髖部對齊。開始腹式呼吸（見前一段的練習）：緩慢悠長地吸氣，讓腹部鼓

起，吐氣時想像每次吐出來的氣都從你的下背部離開身體。

　　建立起放鬆的呼吸節奏後，在吐氣時輕輕用腳推地，把更多的重量移到腳跟上。讓推動的力量流過雙腿，輕輕晃動骨盆，把恥骨朝著天花板捲起。當恥骨捲起時，下背部會平貼地板。如果做不到，把雙腳朝著臀部稍稍移近一點（如果背還是貼不到地，嘗試下一段的下壓和放鬆練習）。

　　吸氣時，慢慢把重心從雙腳移走，讓腹部鼓起，牽引骨盆回捲到自然的位置。繼續練習，吐氣時用腳輕推地板以讓骨盆向上捲起，吸氣時回到原來的位置。在練習時腹部肌肉要保持放鬆，吸氣和吐氣時都不要刻意用力（圖2.5和圖2.6）。

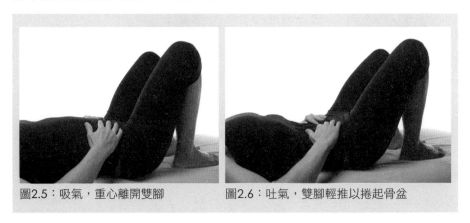

圖2.5：吸氣，重心離開雙腳　　　　圖2.6：吐氣，雙腳輕推以捲起骨盆

下壓和放鬆[2]（輔助上一段的骨盆捲起練習）

如果雙腳推地仍無法捲起骨盆，先做這個下壓和放鬆練習：

➡舒服地躺在地上，彎起膝蓋，雙腳著地。輕輕拱起背部，然後

放鬆。輕輕把下背部壓回地上，注意骨盆捲起的感受。然後全身放
鬆。再次把下背部壓回地上，雙腳推地，感覺到腳上的壓力讓骨盆捲
起。然後試試看能否光用雙腳推地就能讓骨盆捲起（圖2.7和圖2.8）。
　　熟悉這個練習後，加上腹式呼吸。

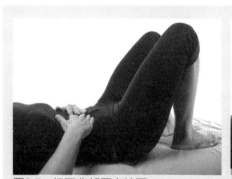 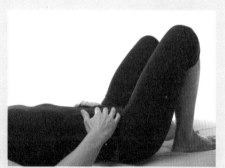

圖2.7：把下背部壓向地面　　　　圖2.8：放鬆下背部

⌘ 第五腰椎的解剖結構

　　第五腰椎位在腰椎最下面、也是最大塊的腰椎。第五腰椎位於薦
骨上（脊椎最下面三角形的骨頭）。這邊的關節通常是下背部疼痛的
原點，也是「背部失衡」不適感覺的起源。下背部疼痛、痙攣、纖維
肌痛，還有尤其是坐不直的時候，先舒緩第五腰椎（下頁圖2.9）。

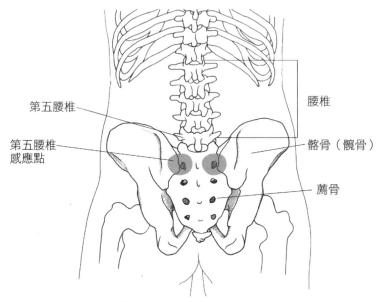

圖2.9：第五腰椎感應點

⌘ 第五腰椎的舒緩姿勢

　　以下介紹兩種舒緩姿勢一天可以重複做很多次。找出哪種姿勢的效果最好。背部開始放鬆後，減少了緊繃和疼痛，再搭配腹式呼吸、前述配合呼吸的骨盆捲起，以及在睡眠時支撐自然的脊椎曲線（第十一章）等練習，維護腰椎的健康。

　　在練習前先檢查感應點，決定哪邊比較敏感或疼痛，方法如下：

　　・把雙手放在髖部，拇指向著脊椎。

・拇指沿著兩邊髖骨（髂骨後段）上方移動，也就是向薦骨彎曲的方向。

・感覺到髖骨略微凸出的地方，也就是後上髂棘（圖2.9）。

・第五腰椎的感應點就在這凸出部位的後緣內側（圖2.9）。把骨頭凸出部位（後上髂棘）的內緣（中間）橫向壓緊。或許有一側很痠痛或一碰就痛，如果兩側都很痛，表示第五腰椎需要舒緩（圖2.10）。先處理比較痠痛的那邊。這一側叫做患側。

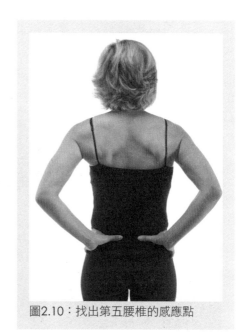

圖2.10：找出第五腰椎的感應點

趴下垂腿

這個舒緩姿勢通常對下背部疼痛最為有效，可以先試試看。

➜趴在床上（俯伏），患側靠近邊緣。讓下半身靠近床邊，上半身斜擺，好讓腿能落在床邊。膝蓋朝著地面彎曲，腳放在地上不要出力（下頁圖2.11）。

你要完全放鬆，把自己交給重力，感覺到髖骨自然往下掉，愈放鬆愈好，同時也要保持舒適。下背部、鼠蹊部或掛在地上那條腿的重量都不需要支撐。如果你發現自己需要出力，在這個姿勢上難以放

鬆，或許可以把膝蓋放在矮凳或靠墊上。調整成最舒服的姿勢。讓全身放鬆，休息幾分鐘。

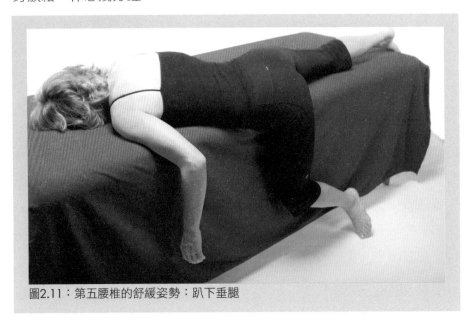

圖2.11：第五腰椎的舒緩姿勢：趴下垂腿

　　重點：結束這個舒緩姿勢時，把另一條腿也從床上滑下來，你就可以雙腳著地支撐全身的重量，然後慢慢站起來。滑下來可以讓背部維持舒緩的狀態，防止緊繃再度出現（如果你把垂在地上的腿抬回床上，或許舒緩的感覺會消失，讓背部再度繃緊）。別忘了做這個姿勢時動作要慢，起來的動作也要慢，才能適當調整姿勢，保持舒緩的效果（圖2.12到圖2.17）。

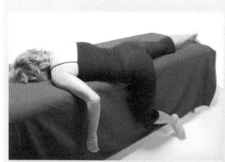

圖2.12：第五腰椎的舒緩姿勢

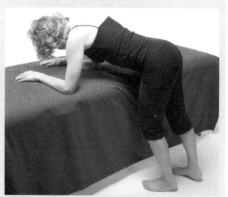

圖2.15：重心移到腳上，開始用雙臂撐起身體

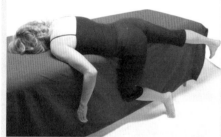

圖2.13：將另一條腿滑下來

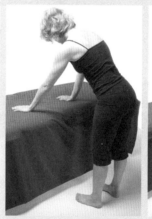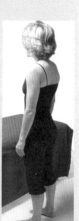

圖2.16和2.17：撐起身體站直

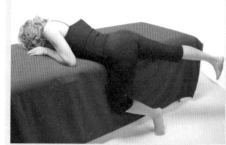

圖2.14：雙臂舉到胸口

另一個第五腰椎的舒緩姿勢

如果趴下垂腿的姿勢不舒服，或者無法舒緩，嘗試另一個姿勢。

➡趴在床上。將非患側（沒有疼痛點）的腳踝跨到患側的腳踝上。把枕頭放在非患側的髖骨和大腿下方當作支撐（圖2.18）。

身體完全放鬆，維持這個姿勢1~2分鐘。

翻身結束舒緩姿勢，同時保持舒緩效果。

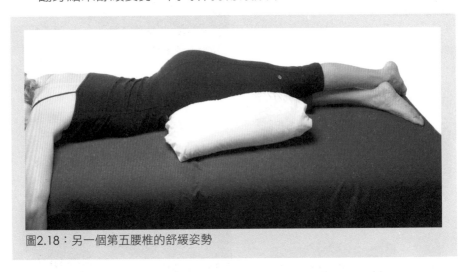

圖2.18：另一個第五腰椎的舒緩姿勢

✛ 腰椎的等長／等張練習和伸展

抗阻力的等長和等張運動會讓神經系統重建正常的運動機能，讓我們的身體恢復靈活。有些停滯狀態會妨礙下背部、髖部和雙腿之間

放鬆的活動，接下來的三個練習可以改善情況。

　　練習時必須側躺，找一個可以躺下、伸展和小幅度運動的舒適平面（但不要太柔軟）。在地板上鋪一條舒服的毯子、瑜伽墊，或者略硬的床鋪都是不錯的選擇。用枕頭支撐頭部，也能避免壓迫頸部。

　　練習時不要超出你能承受的範圍。為了得到最大的效益，在練習時一定要保持最舒適的狀態，不會感到疼痛。如果這些動作會讓你覺得痛，就不要練習。

等長練習：鬆開下背部

　　有些人會繃緊下背部，不讓髖部的動作透過下背部傳輸，才會造成疼痛。這個練習的重點在於讓下背部向後捲動，放大動作的範圍。

　　→側躺。彎曲身體用雙手抓住膝蓋。吐氣，慢慢把膝蓋推向雙手。感覺動作延伸到髖部，把下背部朝著跟膝蓋相反的方向推開。一定要感覺到推膝蓋的力量經過骨盆，讓恥骨向前捲，並把下背部撐圓（圖2.19）。慢慢鬆開雙手，伸直雙腿，完成推動。

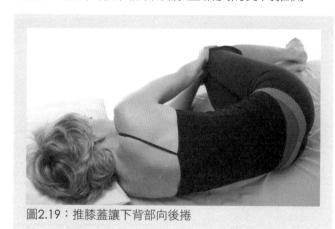

圖2.19：推膝蓋讓下背部向後捲

姿勢和等張：下背部側彎

→側躺，膝蓋彎曲呈九十度，跟髖部垂直。膝蓋不動，慢慢朝著天花板舉起雙腳和腳踝，然後放下雙腳。在做這個動作時要注意下背部是否舒適。如果很舒服的話，重複數次（圖2.20）。

抬高雙腳和腳踝時，下背部是否覺得比較舒服？如果答案是肯定的，這就是你的「舒適姿勢」。在舒適姿勢上，用靠枕支撐雙腳和腳踝，然後休息幾分鐘（圖2.21）。

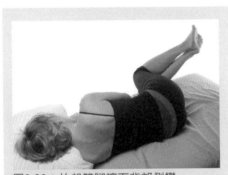 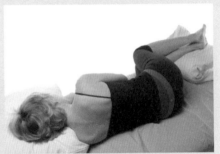

圖2.20：抬起雙腳讓下背部側彎　　圖2.21：下背部的側彎舒緩姿勢

開始等張動作：輕輕用雙腳和腳踝把靠枕往下壓（圖2.22）。移開靠枕，再度把腳踝舉高（圖2.20）。檢查自己是否覺得舒適輕鬆。

換邊，重複這個姿勢和等張動作。注意是否有一邊覺得做起來比較輕鬆。如果是這樣，一定要先從輕鬆那邊開始練習，有助於舒緩以及和另一側達成均衡。

另一個變化則是抓住腳踝，給自己阻力，然後試著把雙腳向下推

7~10秒。跟其他的等長運動一樣，放開雙腳，讓雙腳推到底。你也可
以改變膝蓋的角度，變化伸展的方式（圖2.23和2.24）。

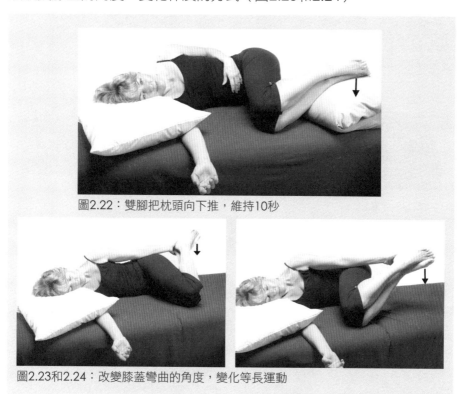

圖2.22：雙腳把枕頭向下推，維持10秒

圖2.23和2.24：改變膝蓋彎曲的角度，變化等長運動

放鬆扭腰轉體，提高下背部靈活度

➔側躺，伸直下面那條腿，彎曲上方的腿，讓上方的膝蓋稍稍落
在下面那條腿的前面。稍稍將上方的手臂放在身側，讓肩膀和手臂慢
慢移向地板，很舒適地伸展（下頁圖2.25和2.26）。

　　保持這個姿勢，全身放鬆。記得要保持呼吸。頭部輕輕轉向上肩部。這個姿勢是否能讓你的肩膀更加放鬆？

　　你也可以把手伸過頭，伸展其他地方。換邊，做同樣的練習。

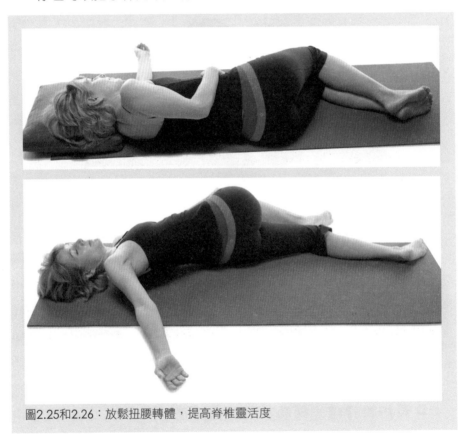

圖2.25和2.26：放鬆扭腰轉體，提高脊椎靈活度

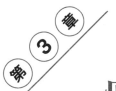

骨盆：薦骨、髖部、骶髂關節，和尾骨

✿ 瑪莉安的故事：骨盆甲狀腺症候群

　　有一次我在澳洲演講並進行示範，一名女性自願要體驗骨骼與身體自我矯治療法。她名叫瑪莉安，是按摩治療師，想學習新技巧來治療求診者。我問她要我示範哪一方面的治療，她說，這一陣子她的下背部有問題，連說話的聲音也變得刺耳。雖然她的感冒早已痊癒，聲音卻未恢復正常。她懷疑自己的甲狀腺出了毛病，但檢查報告顯示她的甲狀腺數值仍在正常範圍內。她說，希望聲音能恢復原來的樣子。

　　我向她解釋，有時候骨盆和下背部失去平衡，器官和腺體的反射作用會跟著大亂。[1]我檢查了一下，發現瑪莉安的雙腿不一樣長，她告訴我，她之前受過傷，手術後一條腿變得比較短。她有特殊的鞋墊，但一陣子沒用了。

　　透過姿勢舒緩她的下背部後，尤其是第五腰椎舒緩和髖骨（骼骨）舒緩，她的下背部活動範圍變大了，靈活度也增加。然後我用姿勢調整來舒緩脊椎上的疼痛點，治療她的上背部。接下來用姿勢舒緩她的肩膀和鎖骨。最後，過了二十分鐘，我舒緩她的脖子，檢查她喉嚨上舌骨習慣的活動方式，然後舒緩該處的緊張。

　　瑪莉安起身，說她覺得下背部好多了，然後她突然發覺：「我的聲音回來了，這才是我正常的聲音。」我想在場的人都很驚訝，她說話的聲音一下子就變了。

　　我在研究中學到，像瑪莉安這樣立即見效的案例並不常見。身體的問題通常是多年的姿勢不良和補償所造成，所以再教育和重新調整的過程可能要花一點時間。

　　在路邊踩空了，反射作用會防止我們跌倒，這是人類固有的本體感覺。這種本體感覺是神經反應組成的網路，提供身體姿勢的訊息，幫助身體協調和調節所有的行動反應。這個自我平衡反射作用的網路會記住最適合機能的動作。我們要感謝這些本體感覺反射作用，讓我們在上樓梯時不需要每跨出一步就得思考要把腳抬多高。

　　然而，有時我們在路邊跌倒了，反射作用不會完全回復正常。我們反而會發展出停滯或補償的狀態，改變身體平常移動的方式。我們的本體感覺現在會融合補償狀態，加入記憶。但機能的原始記憶則埋藏在補償狀態下，透過姿勢調整和溫和的擠壓就可以找回來。重整的速度有多快，則要看補償狀態已經持續多久的時間（並藉此將其導正），以及反射作用的健康程度與回應性。

瑪莉安的例子告訴我們，骨盆和下背部是人體結構和機能健全的基礎。透過調整姿勢來釋放各處的緊張和停滯狀態，處理整體的結構記憶。一旦身體記起結構和機能的完整性，反射平衡就自然恢復了。

⌘解剖結構：薦骨、髖部、骶髂關節、腰方肌和尾骨

骨盆的形狀像碗，由薦骨（脊椎最下面三角形的骨頭）和兩側盤狀的髖骨（髂骨）構成。尾骨連到薦骨的尾端，正常情況下會向下微彎（見下頁圖3.1）。在薦骨的兩側，在薦骨和髂骨會合的地方則形成關節。骶髂關節由強壯的韌帶繫合在一起，但薦骨和兩塊髖骨之間仍有空間能稍微搖動（見下頁圖3.2）。髖骨（髂骨）和同側的坐骨連在一起，坐骨又跟恥骨連在一起。這些結構合在一起就是骨盆（見下頁圖3.1）。

髖骨也構成股骨起點的托承結構。骨盆跟相連的韌帶和肌肉負責支持體內的器官、坐下時的穩定度和走路時的靈活度。

⌘薦骨

薦骨算是一塊過渡區域。脊椎的重量擱在薦骨上，並透過薦骨斜

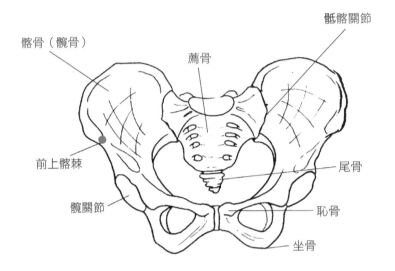

圖3.1：女性的骨盆（前視圖）。取自《動作解剖學》（*Anatomy of Movement*）
感謝法國Blandine Calais Germain and Désiris出版社授權使用。

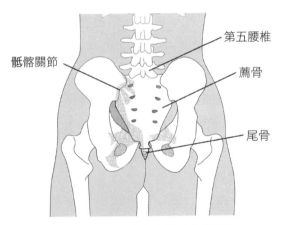

圖3.2：骨盆和薦骨韌帶（後視圖）

對地傳遞到髖關節上，然後向下沿著雙腿傳到腳上。走路的時候，每踏一步，腳底產生的彈力會交替移到腿上，穿過髖關節到達骶髂關節，把動作傳輸到脊椎上，讓薦骨在髖骨之間輕輕晃動。

受傷或重複使用有時會導致骶髂關節卡住或繃緊，導致薦骨或髖骨無法自由活動。如果坐骨神經因為這種失衡狀態而發炎，可能會導致髖部疼痛，並蔓延到腿上，也就是大家常聽到的坐骨神經痛（參見第十七章）。

薦骨的原文「Sacrum」字義是「神聖的」，所以在治療薦骨時手法要輕柔，也要心存尊敬。

薦骨就像一塊保護罩，骨盆則構成生殖器官的保護結構。子宮正好位於薦骨正前方，因此薦骨四周的緊繃也可能造成子宮周圍緊繃。

放鬆薦骨的練習以及針對骶髂關節的動作（見下面的段落）則能舒緩生理痛。有時候，在生產時按壓薦骨有助於分娩。

薦骨的解剖結構

薦骨由五塊椎骨組合成一個三角形，略微向身體後方彎曲。最上面的椎骨簡稱S1和第五腰椎L5形成關節；最低的椎骨S5則和尾骨構成關節。見下頁圖3.3。

薦骨的一般舒緩姿勢

舒緩薦骨時，也要舒緩髖骨和第五腰椎，並做骶髂練習。骶髂練習請參見第十七章。

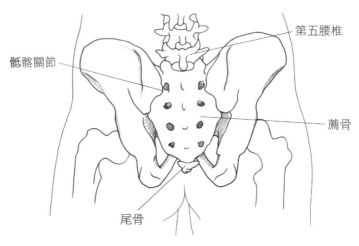

圖3.3：薦骨（後視圖）

　　➜仰躺，把一個柔軟中空的塑膠球（跟比較大的葡萄柚差不多
大）放在薦骨下。讓球慢慢上下左右移動，感覺用什麼樣的姿勢按壓
薦骨時會覺得比較舒服。一定要用舒適的感覺來引導自己，找出完全
沒有痛感的角度（圖3.4）。

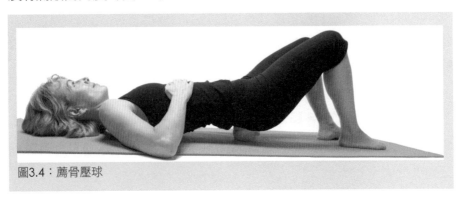

圖3.4：薦骨壓球

用3~5分鐘做這個練習。如果練習時覺得不太舒服，就此打住。可能要先處理其他部位的問題。

⌘ 髖部

曾有一位高齡九十二歲的老先生來找我幫忙。他說他沒什麼大問題，只是覺得走路時總有一隻腳比較高。因此，肌肉為了保護身體而出現痙攣，他的髖骨（骼骨）旋轉得很厲害，兩條腿的長度差了兩、三公分。

我們在瑪莉安的案例中看到，髖部旋轉帶來的反射會擾亂人體許多層次的平衡，甚至連內分泌系統都可能受到影響。傷害或重複使用可能會導致**骶骼關節**卡住，導致的代償模式會造成下背部、膝蓋，或甚至肩膀不舒服。如果這樣的失衡也刺激到坐骨神經，可能會導致髖部疼痛，並蔓延到腿上，也就是所謂的坐骨神經痛（有關坐骨神經痛的詳細資訊，參見第十七章）。

骨盆的平衡非常重要，而且最重要的根本在於髖部的平衡。或許這一切看似很複雜，但如果我們找到痠痛的感應點，然後輪流處理每個部位，就能放大活動範圍，更有機會自我矯正。

如果做完舒緩姿勢和練習後，開始感受到疼痛解除了，但過了一陣子疼痛感受又再度出現，可能是因為重複使用的關係，也有可能是走路或坐姿造成。一定要記得，骨盆或髖部出現問題的原因如果出於

重複使用，也會影響到上方的腰椎或下方的雙腳、膝蓋和雙腿，因此
這些部位也需要舒緩。

　　舉例來說，有位承包商因下背部疼痛難忍而來求診。做過舒緩姿
勢後的一、兩天，他會覺得情況有所改善，但疼痛又會復發。根據我
的推論，他在工作時使用的身體姿勢會讓疼痛模式再度出現。最後我
們認定，他繫在腰上的工具腰帶會把他的髖部向前拉。他把工具腰帶
轉了方向，每天有半天的時間換成掛在背後。採納了新的做法後，他
的肌肉平均拉直，使用肌肉的方式也更均衡。這個簡單的解決方法讓
他能保持平衡，不再感到疼痛。

髖骨（髂骨）的解剖結構

　　髂骨比較為人熟知的名字是髖骨。把雙手放在骨盆兩側的髖部
上，就能碰到髖骨（圖3.5）。髖部和底部的坐骨黏在一起，而坐骨又
透過腿部內側一根細細的骨頭（骨支）連到前方的恥骨。髖骨提供承
托結構，托住腿部最上方的大腿骨頭。

　　走路的時候，髖骨會輕微前後搖晃。不小心在樓梯上或路邊踩空
了，可能會導致髂骨失去活動能力。為了預防跌倒，肌肉和韌帶會縮
緊，根據縮緊的地方，髂骨可能會稍微向前或向後旋轉，並且就此卡
住，導致雙腿長度不一。

評估髖骨的旋轉（髂骨）

　　髖骨向後旋轉，並且卡在這個位置時，該側的腿看起來就會比另

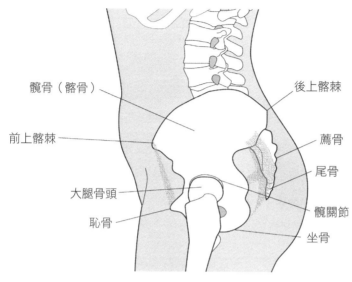

髖骨（髂骨）

後上髂棘

前上髂棘

薦骨

尾骨

大腿骨頭

髖關節

恥骨

坐骨

圖3.5：髖骨（側視圖）

一條腿短一點。髖骨向前旋轉，而且向前方卡住，該側的腿就長一點（下頁圖3.6和圖3.7）。

如果你有長短腿的問題，不知道是因為向前旋轉導致一條腿比較長，還是向後旋轉導致一條腿比較短，或許兩側都要舒緩，看看哪個姿勢效果比較好。

你也可能要檢查反射點是否痠痛，來決定患側是哪一側，找出需要解決的問題。旋轉後的髂骨反射點位於兩側臀部上方，從後上髂棘對角線向下約二‧五至三‧八公分的地方。見下頁圖3.8和圖3.9。

另一個評估的方法則是感覺身體前方髖骨的活動是否受限。

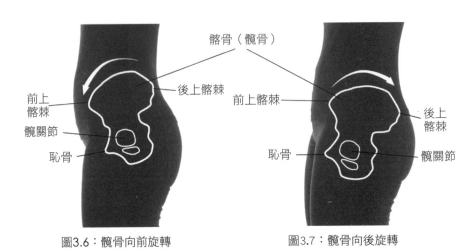

圖3.6：髖骨向前旋轉

圖3.7：髖骨向後旋轉

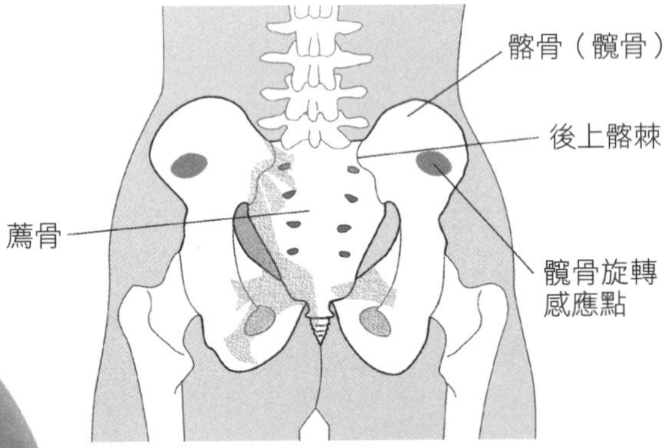

圖3.8：髖骨（髂骨）旋轉感應點

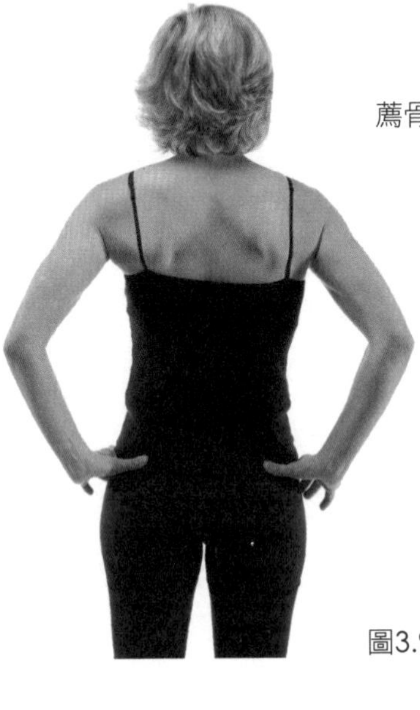

圖3.9：找出髖骨旋轉感應點

→仰躺，把手放在前上髂棘處的髖骨上（圖3.10）。用雙手感受
兩側是否平均。把一側的髖部稍微向後推，然後換邊，看看是否有一
側活動的阻力比較大，也有可能某側比較容易向後移動，或者對推動
力量的反彈比較強。如果有一側感覺比另一側更向前傾（比較靠近天
花板），推的時候似乎不容易向後退，這一側就要當成向前旋轉來處
理，尤其是該側的腿看起來比較長的時候。比較低也比較容易向後推
的那一側則可能是向後旋轉（圖3.11）。

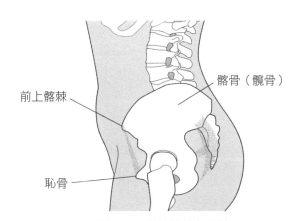

圖3.10：髖部的前上髂棘

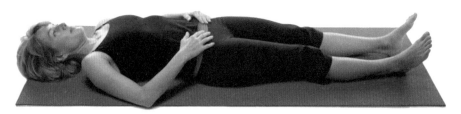

圖3.11：感覺前上髂棘（髖骨前方）的高度和活動能力

髖部向後旋轉的舒緩姿勢（腿比較短的一側）：青蛙姿勢

向後旋轉最為常見，通常會導致同側的腿變得比較短。也要檢查感應點是否覺得痠痛。

務必記住，這些舒緩姿勢會使髖部向後卡的情況更嚴重。所以，如果有一條腿比較短，彎曲膝蓋做「青蛙」姿勢時，會讓腿縮得更短。這個動作會把短腿側的髖部向後旋轉。如果做長腿側，做舒緩姿勢時會讓髂骨（髖骨）稍微更向前凸出。坐骨神經痛的時候，嘗試這個舒緩姿勢，並搭配第五腰椎舒緩姿勢。

→趴在平面上，慢慢彎起膝蓋放到身體側邊。這會讓髖部稍微向後轉。我們把這個動作稱為青蛙姿勢（圖3.12）。

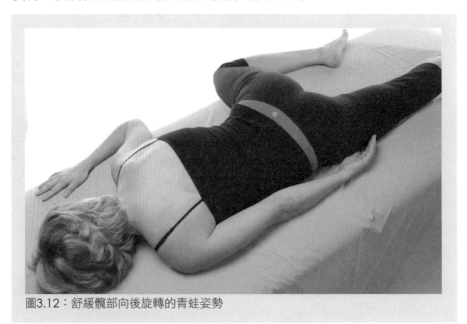

圖3.12：舒緩髖部向後旋轉的青蛙姿勢

把頭轉向屈膝那一側。可以把枕頭墊在抬高的髖部下方當作支撐。全身放鬆，保持這個姿勢幾分鐘。一定要感到舒適。如果覺得不舒服，不要繼續。

記得，結束姿勢時動作要緩慢，免得又回到舊有的停滯狀態。

髖部向前旋轉的舒緩姿勢（腿比較長的一側）

髖部向前旋轉時，腿看起來比較長，或者仰躺時該側髖部骨頭凸起的地方（前上髂棘）感覺比較高。

有坐骨神經痛的人，萬一青蛙姿勢沒有幫助，可以試試看這個姿勢。要搭配下背部舒緩姿勢，尤其是第五腰椎的舒緩姿勢。

➡ 站在床鋪一端的角落，把患側的大腿和膝蓋放在床上。雙手放在床上伸直，撐住上半身。讓前上髂棘的前側微微靠在床上。這會讓髖部稍微更向前轉動。或許站住那條腿的膝蓋要稍微彎曲。如果髖部覺得舒適，維持這個姿勢10~30秒（圖3.13）。

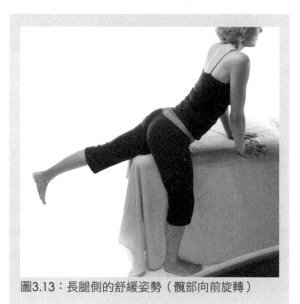

圖3.13：長腿側的舒緩姿勢（髖部向前旋轉）

　　你也可以趴在床上，把枕頭墊在大腿下做為支撐，讓髖部更加向前旋轉，來舒緩腿部（圖3.14）。

　　別忘了結束姿勢時動作要緩慢。

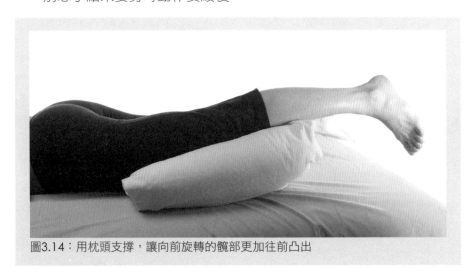

圖3.14：用枕頭支撐，讓向前旋轉的髖部更加往前凸出

⌘ 骶骼關節

　　身體兩側各有一個由薦骨和髖骨形成的**骶骼關節**（圖3.15）。骶骼關節緊繃或失衡，可能會導致坐骨疼痛以及生理痛，或者荷爾蒙失調。輪流做髖部、下背部（特別是第五腰椎）和薦骨的舒緩姿勢。把關節鬆開後，你可以每天做下面的動作練習保持靈活度。這個關節能夠保持平衡靈活，全身姿勢才能均衡，內分泌系統也能保持健康。[2]

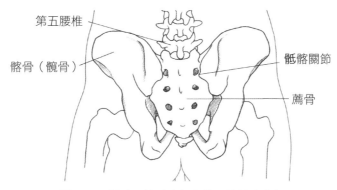

第五腰椎

髂骨（髖骨）

骶髂關節

薦骨

圖3.15：骶髂關節（髖部和薦骨的接合處）

維護骶髂關節靈活度的動作練習

　　薦骨和骶髂關節感到疼痛時，走路是最有效的活動。覺得這個地方不舒服或緊繃時，與其上床休息，不如出去散散步。走路是一種很有效的方法，能喚起身體固有的能力，讓薦骨和骶髂關節恢復均衡。第九章會更詳細討論走路的原理。

　　下面的練習也有助於恢復和維護骶髂關節的靈活度。做這些動作時，注意力要放在骶髂關節上。這些練習若能規律進行，也可以舒緩生理痛。

青少年講電話

　　→俯臥，膝蓋彎曲，讓雙腳懸空。慢慢在空中用腳畫圓，注意畫到什麼地方會讓你覺得比較放鬆跟舒服。你可以停下來，保持這個舒服的姿勢幾分鐘。

這個練習抓住了青少年放鬆的姿態，講電話時不知不覺地自我恢復骨盆的平衡（圖3.16）。

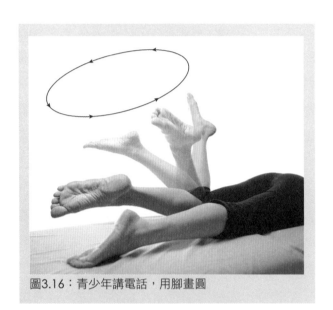

圖3.16：青少年講電話，用腳畫圓

剪刀式

→俯臥，彎起膝蓋，讓雙腳朝兩邊分開，然後向中間會合，在中線處交叉，就跟剪刀一樣（圖3.17到3.19）。

動作要緩慢輕鬆——別把這個練習當成有氧運動。

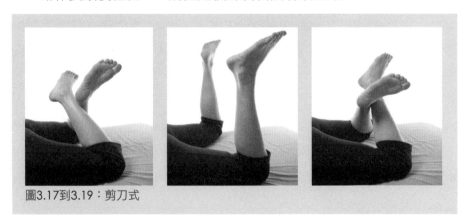

圖3.17到3.19：剪刀式

搓腳摩腿

這個練習會增加骶髂關節的靈活度。

→俯臥，彎起膝蓋，讓雙腳懸空。用雙腳彼此摩擦，每個地方都要碰到。別忘了腳背和兩側。注意在摩擦時是否有一隻腳比另一隻更容易活動，兩隻腳的活動也要平均分配。

然後用腳向下摩擦另一條腿的內側（圖3.20到3.23）。

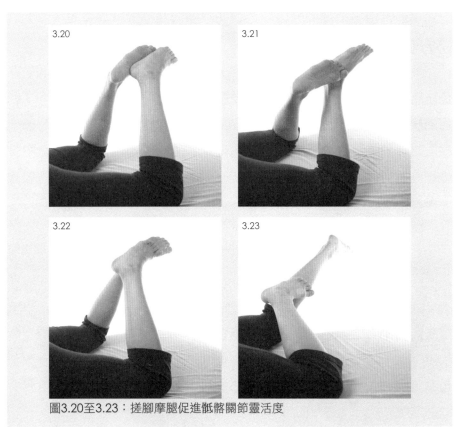

圖3.20至3.23：搓腳摩腿促進骶髂關節靈活度

⌘ 腰方肌：連接下背部和骨盆

　　下背部的疼痛或緊繃通常由旋轉受傷引起，例如那位從汽車後座搬出快三十公斤箱子的客戶，要先舉起重物，然後扭轉身體。要搬動重物，你必須要採取能縮短髖部和下背部之間緊繃收縮的肌肉的姿勢。

腰方肌的解剖結構

　　腰方肌（QL）是位於背部深處的肌肉，由於它和髖部有密切的關係，所以在本章先討論。腰方肌從髖骨頂點延伸到第十二節肋骨，和每節腰椎都相連（圖3.24）。腰方肌讓軀幹能夠側彎。如果下背部卡住，這塊肌肉會讓髖部向上提。如果骨盆的動作不順，腰方肌會把腰椎和胸廓拉成側彎的弧度，就跟脊椎側彎的結果一樣。所以舒緩髖骨

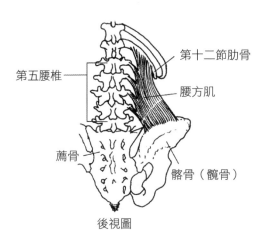

第五腰椎

第十二節肋骨

腰方肌

薦骨

髂骨（髖骨）

後視圖

圖3.24：腰方肌。圖片出自《圖解肌肉骨骼解剖結構基本要點》（*Illustrated Essentials of Musculoskeletal Anatomy*），第四版，習耶格和亞當斯（Sieg and Adams）著（Gainesville, FL: Megabooks, Inc., 1992）；www.muscleanatomybook.com。

和下背部後，一定要做腰方肌練習，脊椎側彎的患者也一樣。

你可以把手放在髖部，拇指向前，其他四指散開向後放在髖部上方和腰椎之間，評估腰方肌的緊繃程度（圖3.25和3.26）。

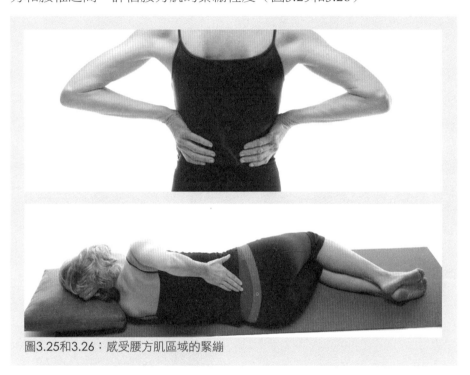

圖3.25和3.26：感受腰方肌區域的緊繃

舒緩腰方肌：懶狗式

使用這個舒緩姿勢放鬆肋骨和髖部之間下背部的緊繃。

➡側躺在地板上，彎起膝蓋。確認髖部、肩膀和頭呈一直線。用枕頭支撐頭部（下頁圖3.27）。

　　把椅子放在身後大腿的地方，坐墊朝向大腿後方。手肘放在身側腰部的位置，慢慢向後躺，把小腿放在身後的椅子上。這個姿勢會讓下背部稍微旋轉，放鬆下背部和髖部之間的三角形區域（腰方肌）。

　　用手檢查該處的肌肉組織是否變軟了。

　　手肘可以向後滑到地板上。做這個舒緩姿勢時，上臀部一定要朝著地板落下，但不一定要完全落在地板上。把腿掛在椅子上的時候，你要讓下背部放鬆懸空。還有一點很重要，你的髖部、肩膀跟頭部都要對齊椅子邊緣。也就是說，上半身不要向前捲起（圖3.28）。

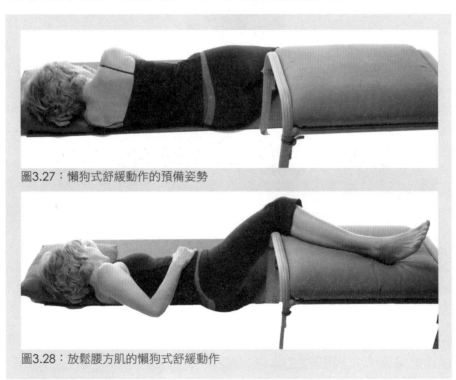

圖3.27：懶狗式舒緩動作的預備姿勢

圖3.28：放鬆腰方肌的懶狗式舒緩動作

維護腰方肌靈活度的動作練習

舒緩了下背部的腰方肌區域後，用這個簡單的動作練習維護此處的靈活度和活動力。

➡開始時的準備動作跟上面一樣，側躺在地上，彎起膝蓋。髖部、肩膀和頭部呈一直線，用枕頭支撐頭部圖，手肘放在身側（圖3.29）。抬起膝蓋，然後放下，開合上方那條腿，腳不要離地。抬起膝蓋時，讓髖部打開，上半身稍微向後朝著地板移動。膝蓋閉合時，髖部和脊椎回到原來一直線的位置。上半身一定要跟著髖部的動作移動。也就是說，用髖部引導上半身的動作（圖3.30至3.32）。

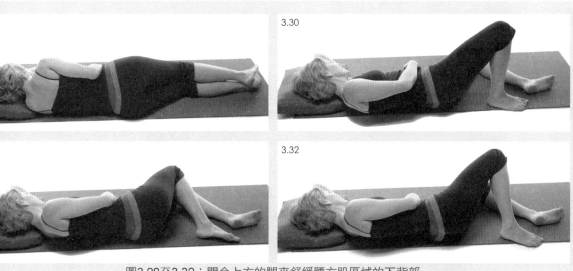

圖3.29至3.32：開合上方的腿來舒緩腰方肌區域的下背部

⌘ 尾骨

尾骨處的緊繃或痠痛可能會導致坐下時覺得不舒服，有時候也是坐骨疼痛的起因。一定要舒緩薦骨、髖部和第五腰椎，然後再用這個微妙的技巧舒緩尾骨疼痛。

尾骨位於脊椎末端，在三角形的薦骨底部。尾骨捲起的地方由甚至更小、黏在一起的脊椎骨構成，把尾骨連接到薦骨的韌帶負責固定尾骨的位置（圖3.33）。

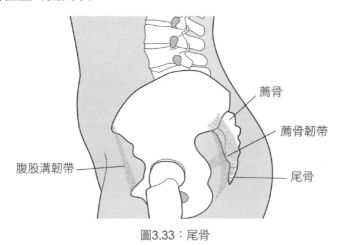

圖3.33：尾骨

尾骨舒緩

做這個舒緩動作時，你會碰觸左手手腕的反射點，以及尾骨周圍緊繃的地方。

→先找到左手臂大拇指這一側的反射點，在手腕上方2.5~5公分的

地方。觸摸手臂骨頭之間的地方，按壓這一帶（手臂在大拇指這一側的骨頭）找出痠痛點（圖3.34）。

　　然後站著，左手繞到背後，用中指輕觸尾骨。慢慢碰觸尾骨兩側的肌肉組織，檢查骨頭是否覺得痠痛。用中指尋找這個區域緊繃的地方。再把右手繞到身後，用右手中指碰觸左手臂上的反射點（圖3.35）。

　　接下來，輕壓手腕的反射點，然後放開壓在尾骨上的左手中指，等幾秒後，放開手腕上的反射點，再輕壓尾骨的痠痛點。慢慢交替按壓這兩個點，直到痠痛和緊張都得到舒緩（圖3.36）。

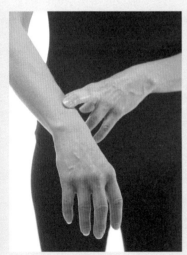

圖3.34：手腕反射點

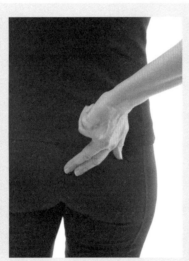

圖3.35：尾骨痠痛點

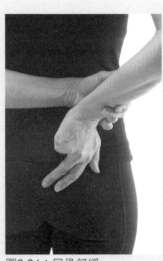

圖3.36：尾骨舒緩

第 4 章

調整髖部、雙腿、膝蓋和雙腳

　　提到身體的髖部、雙腿、膝蓋和雙腳這個區塊時，英語有不少說法會把「站姿」比擬成對世界和人生的「態度」，用「走路」來表達「實踐」，用「站穩」來表示「自立」，還有俗語說的「從髖部高度直接射擊」則是表示魯莽行事。這些說法表示這幾個點能否適當排列非常重要。如果幫車子換前輪，前輪卻卡成四十五度角，這台車子也沒辦法開得遠。就跟車輪一樣，髖部、雙腿、膝蓋和雙腳需要排列得當，才能發揮適當的機能，不會提早磨損。

❋ 檢查雙腳是否對齊

　　站好，看看雙腳的位置。腳趾頭是否指向前方？還是雙腳的角度稍微指向兩側，就像沒裝好的輪胎？如果注意到自己有外八，你必須

明白，強迫自己的雙腳指向前方並無法糾正習慣，只會讓雙腳到髖部之間的相關部位更加緊繃（圖4.1和圖4.2）。

用簡單的動作誇張你的站姿並改變習慣

➡如果你有外八字腳，我們建議你用外八字走路1分鐘，而且是特別誇張的外八；也就

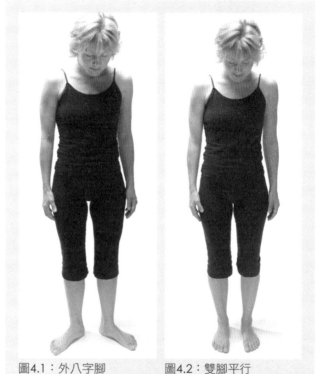

圖4.1：外八字腳　　　圖4.2：雙腳平行

是説，走路時刻意把你的腳向外張大（像企鵝一樣）。這種誇張的動作可以幫助身體察覺狀態，然後放鬆下來。

接下來，刻意用雙腳平行的姿態再走1分鐘。你的本體感受會因此得到新的選擇。

然後把一切都忘了。忘掉之後，你就不會試著去矯正自己。身體才能在可行的步調下容納新的選擇。

　　一天可以多次重複這兩段練習，釋放受限的狀態，讓本體感受神經系統發覺新的可能性，讓自我矯正反射再度活躍。

　　在這些簡單的動作練習中，你會注意到，只要花幾秒鐘確認自己接受度較高的動作，就能迅速體驗變化。

髖關節置換手術後搖晃膝蓋

　　一位可愛勇敢、充滿幽默感的女士來找我。將近七十歲的她兩邊的髖關節都做了置換手術。手術後，她摔倒了，右邊的大腿骨脫臼，但她很清楚自己太虛弱，不能再接受外科手術。因此，她選擇把鞋子墊高五公分。不過，雖然墊高了五公分，雙腿長度依然不一樣，跌倒後也造成身體緊繃，導致行動受限，全身僵硬。這些緊張狀態會導致疼痛，限制活動能力。

　　我問她最煩惱的問題是什麼，她說每次從坐姿站起就會覺得疼痛。我建議她站起來之前先左右輕輕搖晃膝蓋幾下。這個動作可以讓緊繃或停滯的狀態習慣活動，然後才能承重。這麼做也能提高膝蓋、腳踝和髖部的本體感受。在承重前先把注意力放在膝蓋上，自我調節動作，就能讓關節周圍的肌肉準備好做承重的動作。還沒起身前的搖晃動作確實能刺激本體感受，提高從髖部以下到腳底的協調性和凝聚力。然後她從坐姿站起來就不覺得痛了。

　　此外，調節身體機能後，鄰近的部位之間建立起更和諧的關係，她也因此能將身體鄰近的部位連結起來，並且擴展機能。

左右平衡

→站著，雙腳平行，雙腳間的距離大約是5~8公分。移動髖部，讓重心輪流落在兩隻腳上。

看看哪一邊感覺比較舒服，就往那邊移動。等待10~30秒，然後回到中間，再度檢查左右是否平衡（圖4.3和圖4.4）。

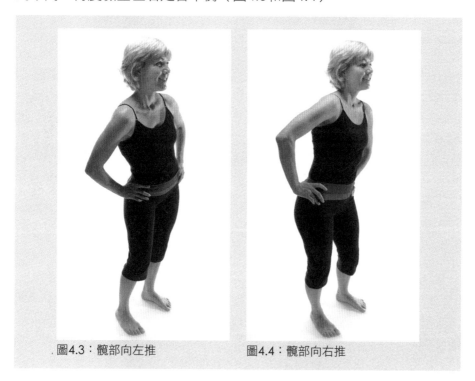

圖4.3：髖部向左推　　　　圖4.4：髖部向右推

前後平衡

→開始的姿勢同上，重心前後移動。注意把重量向前放到腳尖還

是向後放到腳跟比較舒服。

採取比較舒服的姿勢，保持10~30秒。

然後讓重心回到中間，再度前後檢查重心（圖4.5和圖4.6）。

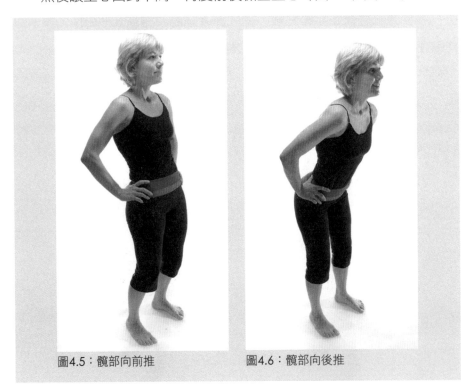

圖4.5：髖部向前推　　　　圖4.6：髖部向後推

轉動骨盆

➡畫圓轉動骨盆，看看怎樣最舒服，注意移動時是否感到不適或干擾。

　　畫圓轉動到和不適或干擾正好相反的位置（你應該會覺得很舒服），然後停10~30秒。然後再度轉動骨盆重新檢查。如果不適的感覺仍未改變，在感到干擾前停下來，保持這個姿勢10~30秒。接下來再檢查一次（圖4.7到4.10）。

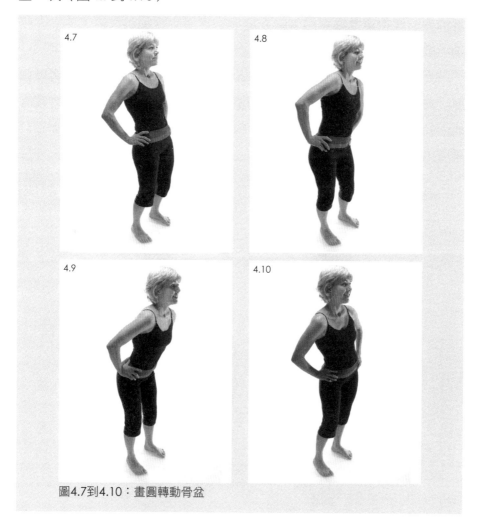

圖4.7到4.10：畫圓轉動骨盆

⌘ 大腿骨

　　大腿骨、脛骨和腓骨是腿上的三根骨頭。為了保持平衡和向前行進，重量會沿著脊椎向下，穿過骨盆髖關節後到達腿上。這些骨頭適當排列，就能讓重量平均傳輸到腿上，以便使用肌肉走路、站立和移動。排列的起點就是大腿骨（股骨）。

　　人體中最長的大腿骨從髖關節延伸到膝蓋。大腿骨的頂端是球形，和骨盆構成球狀關節。協調軀幹的重量時，這個關節提供特別大的活動範圍。大腿骨的底端則連接到比較粗的小腿骨，也就是脛骨，兩者組合成膝關節（圖4.11）。

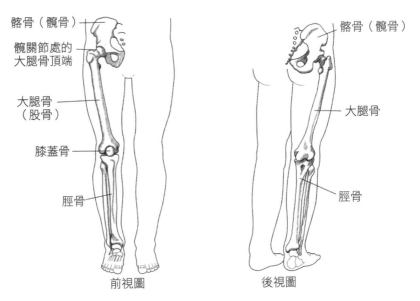

髂骨（髖骨）
髖關節處的
大腿骨頂端
大腿骨
（股骨）
膝蓋骨
脛骨
前視圖

髂骨（髖骨）
大腿骨
脛骨
後視圖

圖4.11：腿的解剖結構

　　髖部、膝蓋、腳踝和雙腳的排列負責承擔身體的重量，也支持下半身的活動力，並讓膝蓋自由穩定地活動。在理想狀態下，身體的重量會傳過骨骼。脊椎的重量穿過薦骨，傳到髖部和髖關節，然後到大腿骨跟脛骨，最後到踝骨和腳上的骨頭。

髖部和雙腿的知覺練習

　　我之前曾跟亞莉山大[1]學習，那時她已屆遐齡。她是丹麥哥本哈根某校校長，教學生用簡單的自療原理治療傷害。我很榮幸能向她學習，雖然時間不長，但那段體驗和訓練深深影響我對自療的態度和手法。她的練習讓我直接體驗身體的智慧，提高內心對本身機能的知覺和了解。

從不同的地方開始動作

　　上面的膝蓋練習告訴我，動作開始的特定區域能夠改變身體組織動作的方式。在同一個關節上，從不同的地方開始朝著同一個方向活動，身體就不用忍耐疼痛，有更多其他的選擇。

　　試試看這個動作練習，注意在開始動作時你有幾種選擇。這個練習也可以很細微，因此動作要慢，把注意力放在動作開始的區域。

　　➡躺下，彎起膝蓋，雙腳平放在地上。

　　左膝蓋朝著胸口抬起，用左手摩擦膝蓋前方，增加該處的感覺。然後把左腳擺回地上放平。

　　感覺你剛才摩擦過的膝蓋前方，在你從膝蓋前方開始朝腳的方向

動作時，也把注意力放在那個感覺上。確實感受到是膝蓋前方引領動作朝著腳前進，通過你的小腿。保持從膝蓋前方開始的感覺，慢慢讓膝蓋離開腳，回到一開始時腳平放在地上的位置（圖4.12和圖4.13）。

接下來，摩擦左膝蓋的外側（側面）以增強感受。把注意力放在左膝蓋外側的這個區域，然後從那兒開始讓膝蓋移向左腳（方向跟剛才一樣，只是一開始的起點換了）。感受到左膝外側引領動作朝著腳前進。注意動作是否感覺跟剛才不一樣，又是怎麼個不一樣。回到一開始時的姿勢，仍從左膝側面開始動作。

現在摩擦左膝蓋的內側，把注意力放在那裡，讓動作從膝蓋內側朝著腳前進。同樣地，當左膝內側的動作開始移向左腳時，注意大腿、小腿和腳踝的感覺是否不一樣。讓膝蓋回到一開始時的位置，仍讓動作從膝蓋內側開始。

每個動作的方向都一樣，但從稍微不同的起點開始時，肌肉的組織和機能也會變化。

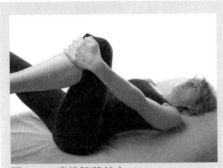
圖4.12：摩擦膝蓋前方

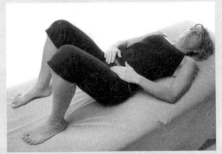
圖4.13：從膝蓋前側開始朝著腳移動

　　受傷、錯誤使用和姿勢不良都會限制活動範圍，導致過度使用和無效的活動方式。從不同的地方開始動作時，能提供肌肉和神經系統重新組織和活動的新選擇，讓身體從受限的型態中釋放出來，不再感到疼痛。

調整大腿骨的等長舒緩動作和練習

　　大腿骨要適當對齊，走路時才會覺得平穩，不會頭重腳輕，雙腳也能保持平行。

　　這些等長練習能帶給身體平衡，提示支持大腿骨恰當排列的深層肌肉順利傳輸重量，在行進和旋轉時保持最佳狀態。這些練習也有助於消除髖關節疼痛。此外，大腿骨排列正常，可讓髖部跟大腿的肌肉的運作更有效率，有助於消除橘皮組織。

　　常搭飛機的人在長途飛行中會習慣把重量放在一邊的髖部，用這些舒緩技法就有很好的效果。在飛行途中或下飛機後，我常用這些等長練習消除髖部的緊繃或疼痛。常常久坐或蹺腳的人也很適合這些舒緩動作。

　　謹記：開始做等長練習時，一定要從自己習慣和舒適的姿勢開始。要結束舒適的姿勢時，施加輕微的阻力並持續七至十秒。釋放阻力後，用手把大腿骨被動地朝著你在等長練習中想要的方向移過去。「被動」的意思是說用手來移動大腿骨，而不是用大腿的肌肉。也別忘了，你在這裡會碰到的肌肉或許比平常使用的更小更弱，因此輕微的小動作有助於強化這些肌肉，養成新的習慣。

準備動作：評估大腿骨的排列

→要檢視大腿骨是否歪斜，坐著或站著的時候看看你的大腿。看看大腿前端的表面是否呈圓形。如果你習慣把大腿向外（向著外側）旋轉，大腿會看起來比較平。如果你習慣把大腿向內（朝著身體的中線）旋轉，大腿會看起來比較圓。先比較你的兩條腿：是否一邊較平、一邊較圓？

接下來，坐的時候，朝著身體中線搖晃一邊的膝蓋和大腿，然後朝著外側搖晃。注意哪一個方向比較舒服，是向內還是向外？用雙手稍微擴大向內或向外的旋轉偏好（圖4.14和圖4.15）。

或許一邊的大腿比較能夠接受某個方向，而另一邊的大腿則傾向接受相反的方向。如果某個方向導致髖關節出現阻力或疼痛，使用下

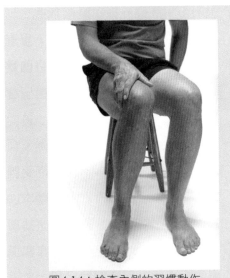

圖4.14：檢查內側的習慣動作

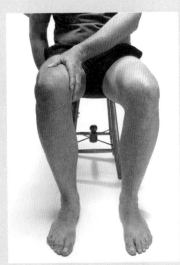

圖4.15：檢查外側的習慣動作

面的等長練習平衡關節周圍的肌肉，擴大活動範圍。

舒緩大腿骨向外旋轉的情況（大腿看起來比較平）

➡如果大腿看起來比較平，且習慣朝著身體中線的反方向移動，按著習慣把大腿和膝蓋朝著身體中線的反方向旋轉。把另一邊的手放在膝蓋內側，對往中線旋轉的動作施加一些阻力（圖4.16）。

想像你正把大腿向內朝著另一條腿旋轉（朝著身體中線）。從大腿骨頂端的髖關節開始，讓膝蓋轉向中線。施加阻力的手阻礙向中線旋轉的動作10秒鐘，然後再用同側的手幫忙完成轉向中線的動作（圖4.17）。

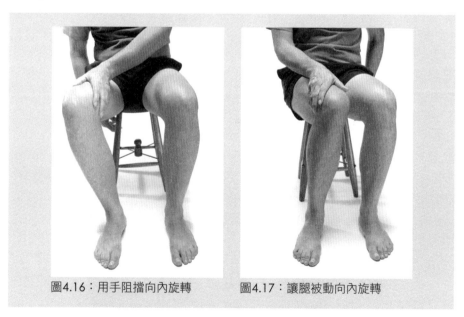

圖4.16：用手阻擋向內旋轉　　圖4.17：讓腿被動向內旋轉

舒緩大腿骨向內旋轉的情況（大腿看起來比較圓）

➡如果大腿看起來比較圓，且習慣朝著身體中線移動，按著習慣把大腿和膝蓋朝著身體中線旋轉。把同一邊的手放在膝蓋外側，對向外側旋轉的動作施加一些阻力（圖4.18）。

想像你從髖關節開始向外側移動，把大腿朝著身體中線的反方向旋轉。從大腿骨頂端的髖關節開始，向外旋轉膝蓋。施加阻力的手阻礙向外的動作10秒鐘，然後用另一邊的手撐住大腿，讓腿完成向外側旋轉的動作（圖4.19）。

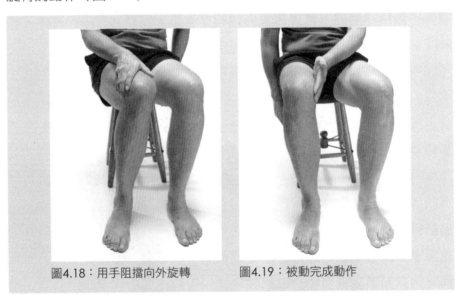

圖4.18：用手阻擋向外旋轉　　圖4.19：被動完成動作

大腿骨向外旋轉的強化等長練習（大腿看起來比較平）

如果你能把腳踝蹺到另一邊膝蓋上，試試看這個調整的等長練

習，可強化大腿骨頂端周圍小肌肉。如果你把大腿朝著身體中線反方向旋轉會覺得比較舒服，且坐下時大腿看起來比較平，試試看這個調整向外旋轉的等長練習。

➡坐著，把向外旋轉那條腿的腳踝蹺到另一條腿的膝蓋上。注意這個姿勢更擴大了向外旋轉的狀態。然後把另一邊的手放到向外旋轉那條腿的膝蓋上。你要用這隻手來施加非常細微的阻力（圖4.20）。

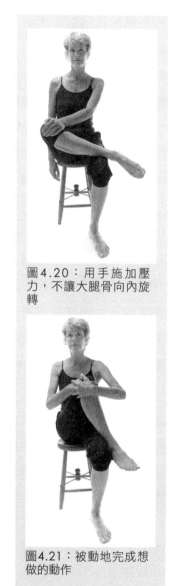

圖4.20：用手施加壓力，不讓大腿骨向內旋轉

把注意力放在大腿骨頂端髖關節的位置，想像你要讓大腿骨和膝蓋稍稍向身體中線旋轉。然後真的從大腿骨頂端髖關節的位置，慢慢地向身體中線稍微旋轉大腿骨。在手對膝蓋施加了輕微阻力的情況下，膝蓋會想朝著另一邊的肩膀移動。手的阻力愈輕愈好，同時集中注意力，讓動作從髖關節中的大腿骨頂端開始。

如果從膝蓋或更下面的位置開始動作，或許就會忽略要從髖關節開始的提示，最後反而加強了舊有的動作習慣。動作開始後10秒，收回阻力，將手擺到膝蓋外側，被動地讓大腿和膝蓋完成想要的動作（圖4.21）。

圖4.21：被動地完成想做的動作

如果你沒辦法把腳踝蹺到另一條腿的膝蓋上，仍可以做上面的兩個練習。

大腿骨向內旋轉的強化等長練習（大腿看起來比較圓）

如果大腿骨向內旋轉，大腿會看起來比較圓，或許會稍微抗拒向外的旋轉。

→坐著，把向內旋轉那條腿（患側）的腳踝蹺到另一邊的膝蓋上。用另一邊的手抬起膝蓋，保持在朝著中線舉起的位置。你要用這隻手在等長練習中施加非常細微的阻力（圖4.22）。

把注意力放在患側（也就是舉高的那條腿）大腿骨的頂端，想像大腿骨朝著外側旋轉。然後慢慢從大腿骨頂端向外側旋轉髖關節中的大腿骨。這會導致膝蓋想要朝著手的方向落下，使得原本提供支撐的手，變成施加阻力。手的阻力愈輕愈好，同時集中注意力，讓動作從髖關節中的大腿骨頂端開始。

如果從膝蓋開始動作，或者施加的阻力太強，或許就會忽略要從髖關節開始的提示，最後反而加強了舊有的動作習慣。10秒後，收回阻力，被動地讓大腿和膝蓋完成想要的動作（圖4.23）。

如果你沒辦法把腳踝蹺到另一條腿的膝蓋上，仍可以做本節前述兩個舒緩向外和向內旋轉的動作。

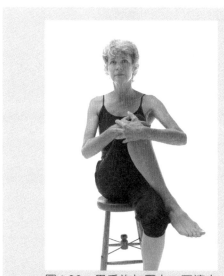

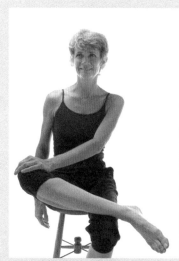

圖4.22：用手施加壓力，不讓大腿骨向外旋轉

圖4.23：被動完成想做的動作

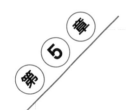

第5章

大腿後肌群和小腿

　　雙腿後方的肌肉有可能會變得很緊繃，並且承受無比的緊張。很多人患了足底筋膜炎，就是因為小腿和大腿後肌群太緊繃了。標準的治療法通常要伸展腿後側的肌肉。

　　我建議大家在伸展前先做這些很簡單的舒緩動作。我從澳洲一位專門治療運動員的骨骼與身體自我矯治療法專家那邊學來這些動作，效果驚人，能夠紓緩腿部緊張。先做完一邊後，站起來走一走，才能感受到雙腿不同之處。

　　做舒緩動作時可以坐著或站著，站著的話把腳或膝蓋放在小凳子上。你可以採取自己覺得最舒服的姿勢。

舒緩大腿後肌群和小腿

　　➜把手放在小腿或大腿後方的肌肉上，很簡單，只要把肌肉先往腳的方向推動，再往髖部推動。然後決定向上還是向下比較舒服，就

朝著那個方向推動，停留10~30秒。如果兩個方向的感覺一樣，就朝著肌肉推動起來比較輕鬆的方向推。

接下來，朝著另一條腿的方向推動肌肉組織，然後再朝反方向推動。同上所述，選擇大腿跟小腿後方肌肉覺得比較舒服的方向，停住10~30秒（圖5.1）。

你也可以試試看對角線的方向，選擇最舒服的方向停留。

別忘了，你不需要用太大的力氣；只要輕輕把皮膚和組織朝著最容易推動的方向推。感覺到

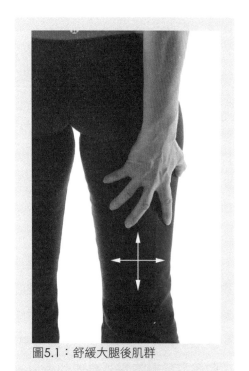

圖5.1：舒緩大腿後肌群

任何地方的肌肉緊繃時，隨時都可以做這個簡單的舒緩動作。

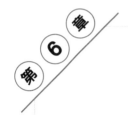

第 6 章

膝蓋

　　在承重和支撐動作時，膝蓋提供很重要的穩定性。大腿骨和脛骨，以及韌帶、肌腱和軟骨構成的複雜結構，三者排列是否恰當正是身體能否穩定的因素。膝蓋是腿中間的關節，從上方的髖部傳遞動作和負重，並從下方的腳踝和雙腳傳遞壓擠和動作。

　　膝蓋緊繃的因素有很多，可能是大腿骨旋轉，或髖部、腳踝或雙腳排列不正，也可能是行走方式不對或骶髂關節歪了。如果舒緩後膝蓋依然緊繃，試試看第四章的知覺練習「從不同的地方開始動作」、第三章髖關節旋轉的舒緩姿勢、第七章腳踝的舒緩姿勢、第八章雙腳的舒緩姿勢，以及第四章大腿骨旋轉的等長練習。接下來則利用第九章「改變走路方式」和第三章「青少年講電話」等練習來舒緩骶髂關節，再用第十七章「躺下踢腿」來運動骶髂關節。

⌘ 膝蓋的解剖結構

　　構成膝蓋關節的骨骼包括大腿骨、脛骨和膝蓋骨（見圖6.1）。脛骨外側有另一塊小腿骨頭，叫做腓骨。腓骨僅和另一塊小腿骨頭連結，不連到大腿骨。腓骨的作用就像支撐小腿的飛拱（注：哥德式建築的特色，為支撐主體的結構），雖然不直接支撐膝蓋，但非常重要。

　　重點提示：在使用膝蓋的其他舒緩姿勢前，一定要先舒緩膝蓋骨。

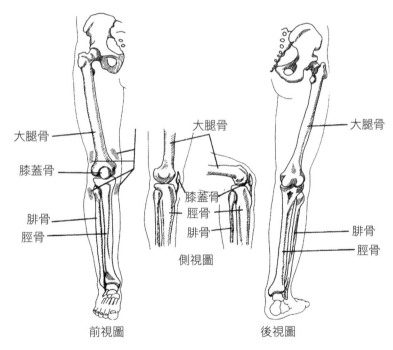

大腿骨

膝蓋骨

腓骨
脛骨

前視圖

大腿骨

膝蓋骨
脛骨
腓骨

側視圖

大腿骨

腓骨
脛骨

後視圖

圖6.1：膝蓋

⌘ 舒緩膝蓋

舒緩膝蓋骨

→用舒適的姿勢坐著，雙腿伸直但不要卡緊。輕輕用拇指和其他手指的指尖扶著膝蓋骨。

輕輕將膝蓋骨向內側（朝著另一條腿）推，然後向外側推，感受身體是否比較能接受推向某一邊，或者動作是否受阻。把膝蓋骨推向比較習慣和比較輕鬆的方向，停留10~30秒（圖6.2和6.3）。

放開膝蓋骨，檢查兩個方向的活動範圍是否都擴大了（如果向兩邊移動都不甚順利，你可能需要稍微向後躺來放鬆膝蓋骨）。

接下來讓膝蓋骨向下朝著腳推動，然後向上朝著頭推動，再度評估動作的輕鬆和舒適程度。朝著比較輕鬆的方向推動，停留10~30秒（圖6.4和6.5）。

然後檢查膝蓋骨能否朝對角線推動，上外、下內，然後上內、下

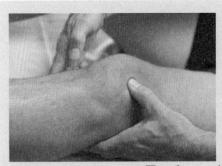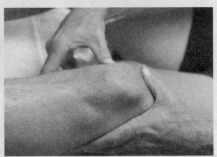

圖6.2和6.3：向兩側推膝蓋骨

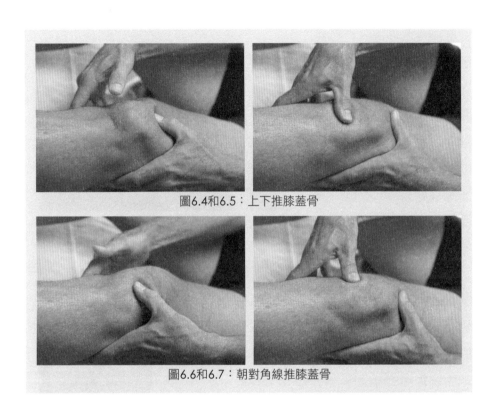

圖6.4和6.5：上下推膝蓋骨

圖6.6和6.7：朝對角線推膝蓋骨

外（圖6.6和6.7）。放鬆，檢查所有四個方向的活動範圍是否都擴大
了。

主要的膝蓋舒緩姿勢

　　主要的膝蓋舒緩姿勢用於膝蓋內側的痠痛點，就在脛骨頂端和大
腿骨下緣連接的地方（下頁圖6.8）。把膝蓋擺成這種姿勢，可把痠痛
點攔在「曲面」內。

→彎曲膝蓋，把腳踝放在另一邊的膝蓋上。你可以把手指輕輕放在痠痛點上，察看是否變得柔軟或開始跳動。擺這個姿勢時，你可以坐著或躺著，看哪種姿態比較舒服。把手放在腳跟上，朝著膝蓋輕輕扭轉腳跟。

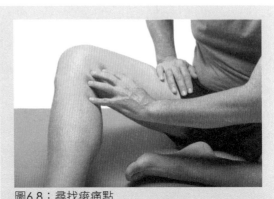

圖6.8：尋找痠痛點

要調整痠痛點的位置，改變膝蓋的彎曲程度，稍微抬起腳踝，直到你覺得痠痛點已經盡可能地軟化下來，或者釋放出脈動。

你會知道怎麼樣才是最好的舒緩姿勢，因為痠痛會大幅減輕，組織也會軟化，並覺得痠痛點微微跳動。

決定最好的姿勢後，慢慢從扭轉的腳跟朝著膝蓋往上壓，感覺痠痛點是否出現跳動或舒緩。保持這個姿勢10~30秒。慢慢放鬆，免得又回到停滯狀態（圖6.9）。

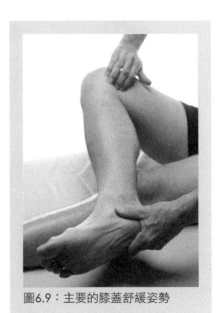

圖6.9：主要的膝蓋舒緩姿勢

舒緩膝蓋外側的疼痛和痠痛

➡要舒緩膝蓋外側的痠痛點，坐在地板上或床上，曲起膝蓋，把腳放在地板上或床上。腳稍微向外移動一些（從中線移向側邊），讓膝蓋稍微向中線倒。抓住膝蓋頂端，朝著膝蓋外側的痠痛點輕拉皮膚和下方的組織（圖6.10）。

這個擺位也可以舒緩腓骨頂端後下方的痠痛點，或者你也可以用下面的其他姿勢。

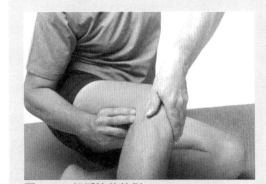

圖6.10：舒緩膝蓋外側

舒緩腓骨

➡要舒緩腓骨（小腿外側的骨頭）後方或腓骨頂端下方的痠痛點，坐在地板上或床上，彎起膝蓋。

把腳放到髖骨旁邊，讓你的膝蓋朝著身體中線落在床上，如果覺得不舒服，就不要這麼做。抓住腳背，輕輕向著腓骨扭轉，感受腓骨頂端下方或後側的痠痛點變軟或開始跳動（圖6.11）。

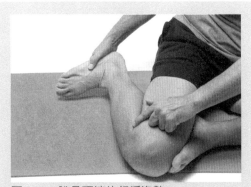

圖6.11：腓骨頂端的舒緩姿勢

如果覺得舒適，保持這個姿勢10~30秒，然後放開。

其他舒緩腓骨的方法

→你可以用更細膩的方法來舒緩腓骨。坐著，手要能碰到腓骨頂端，輕輕朝著腿前方的方向推動腓骨，然後往後推，看看怎麼樣最舒適。用另一隻手碰到腳踝（腳踝外側的骨頭）處腓骨的底端。輕輕把腓骨底端朝著腳踝前方推，然後向後推，感受你覺得怎麼樣比較舒服。

用雙手把腓骨的兩端固定在各自接受度較高的位置上，停留10~60秒，或直到你覺得腓骨開始微微彈回為止（圖6.12）。

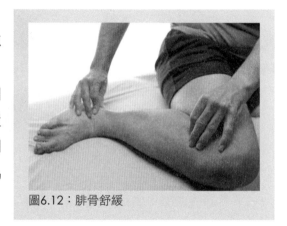

圖6.12：腓骨舒緩

✿ 膝蓋的動作練習

搖動膝蓋以便統合

舒緩膝蓋後，讓髖部、膝蓋和雙腳重新建立平衡的活動關係。溫和的動作會讓身體部位恢復機能、平衡、統合，這一點非常重要，所以我才會一直強調。這個練習讓神經系統重新校準平衡的動作，統合

到髖部、腿上和腳踝所有的肌肉中，發揮最佳機能。只要你一覺得膝蓋不舒服，這個練習的效用會讓你非常驚訝，甚至連手術後都可以輕巧緩慢地做這個練習。

　　➡躺下，曲起膝蓋，腳放在地板上或床上。雙腳對齊髖部和膝蓋。然後從膝蓋開始動作，輕輕左右搖動膝蓋，不要超出自己覺得舒適的範圍。注意膝蓋、髖部、腳踝和雙腳的動作保持穩定平衡（圖6.13和6.14）。你也可以在坐著的時候做這個練習。

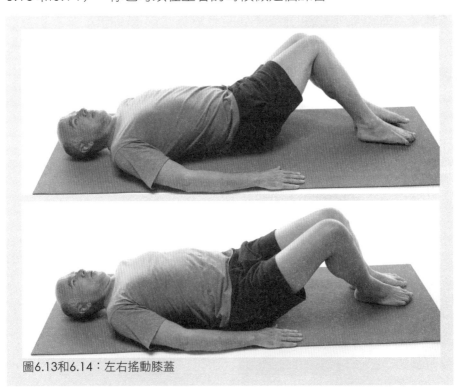

圖6.13和6.14：左右搖動膝蓋

轉動膝蓋來增強膝蓋的健康

做這個練習時，一定要注意是否感到舒適。如果在擺姿勢或做動作時覺得疼痛，先試試看舒緩膝蓋。

➡站著，雙膝併攏並微微彎曲。把雙手放在膝蓋上，慢慢開始畫圓，動作要跟地板平行，膝蓋也要保持併攏。把膝蓋向右移動，然後向後，接著把膝蓋向左，再移回前方完成畫圓（圖6.15到6.18）。

注意轉動時膝蓋是否在任何地方會覺得不舒服或緊繃。如果覺得不舒服，直接轉過圓圈上感到不適的那個點，停留5~30秒。

轉完後換一個方向轉動，再檢查一次。如果仍覺得不舒服，移到圓圈上不舒服的感覺發生之前的那個點，停留5~20秒。

然後再度轉動膝蓋，檢查是否能舒服轉完。

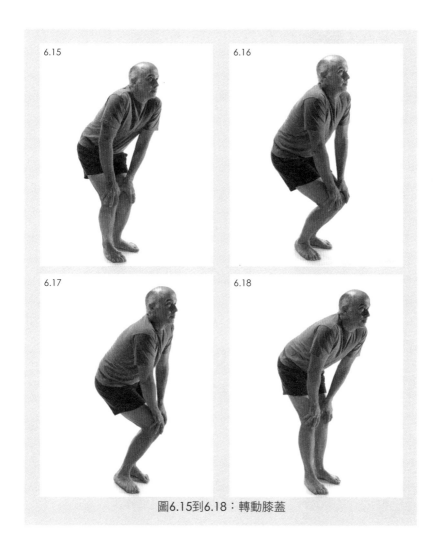

圖6.15到6.18：轉動膝蓋

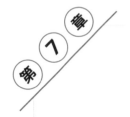

第7章

腳踝

⌘ 治療扭傷

　　多年前，我跟家人到北加州壯麗的紅杉林中露營，我們爬上一棵倒下的巨大紅杉木，拍了一些照片。跳下來的時候我跌倒了，腳踝嚴重扭傷。我立刻在跌倒的地方坐下，把雙手輕輕放在腳踝上。我要家人繼續前行先開始野餐，向他們保證我沒問題，馬上就會追上他們。

　　我用雙手輕碰腳踝，幾乎沒有用力，感覺到受傷部位受到強烈震動，疼痛一波一波傳來。我耐心等待，留意傷處，把腳踝當成一個剛從腳踏車上跌下來、還在哭鬧的孩子。

　　第一波疼痛帶來的驚慌結束後，我把手指輕輕放在皮膚上，平靜地感受微弱的脈動。腳踝習慣手指的碰觸後，我用手指探索輕微的脈動，完全不出力。我跟著皮膚的脈動，朝著同一個方向找到了脈動的

終點，再檢查是向左還是向右推動皮膚較好，這時一定要選擇阻力最小的方向。

　　一覺得皮膚朝各個方向都能輕鬆推動時，我把注意力轉移到皮膚下方的組織，再度慢慢地沿著組織比較能夠輕鬆推動的方向推。那層組織習慣碰觸後，便慢慢鬆開組織的停滯狀態。一層層處理完組織後，我才到達肌肉層，再度慢慢按著脈動的狀態來治療——朝著一個方向行進，最後到達疼痛停止的地方，再朝著阻力最小的方向向左或向右推動。

　　接下來就要處理關節了。我用肌肉的舒緩狀態當作指引，找到關節接受度較高的活動方式。不到二十分鐘，我就能站起來走路，追上家人共進午餐。走在平坦的水泥地時，腳踝幾乎感覺不到一絲疼痛。不過如果走到木屑上，會有點疼痛。腳踝上細小的肌肉仍在癒合，不太習慣不平坦的地面。

　　午餐後，我的腳踝感覺還不錯，我們步行回到車上，開三個小時的車回到灣區。回到家後，我下車踏到地面，輕微的疼痛提醒我腳踝受過傷，但我很驚訝，居然一點也不腫。我再次坐下，重複剛才的治療順序，跟著組織的脈動方式穿過組織層，到達肌肉和關節。第二天早上我的腳依然沒腫沒瘀血，疼痛完全消失了。

　　我又再一次看見，這套技法能夠輔助身體發揮自癒能力，實在非常珍貴。

⌘ 腳踝的解剖結構

小腿骨頭（脛骨和腓骨）在底端會變寬，和腳上的踝骨密合在一起，形成踝關節。腳踝內側突起的地方其實是脛骨的底端，變寬以便兜住腳上的踝骨，這個地方成為內踝，而外側的凸起則稱做外踝（圖7.1）。

這兩根腿骨以及周圍的韌帶和肌肉能提供穩定性，讓腳踝保持靈活。踝骨頂部的形狀像個馬鞍，脛骨和腓骨內側會合的方式正能提供支撐性和靈活度，使得我們在走路時雙腿能夠支配和滑動踝骨。

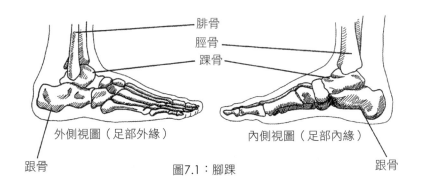

圖7.1：腳踝

⌘ 舒緩腳踝

直徑的另一端

→坐下，把腳踝放在另一側的大腿上，慢慢旋轉腳，讓腳踝轉

動。注意動作是否受限，或者有什麼地方不舒服。如果覺得受限或不適，輕輕把腳踝直接轉過感到受限或不適的區域，讓腳踝停留在與不適區域對立的位置，輕壓關節10~30秒（圖7.2到7.6）。

　　或者，移動腳踝時感到不適或不順的話，讓腳踝停在不適或不順出現前的位置，朝著關節按壓5~30秒。

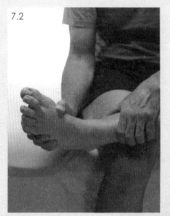
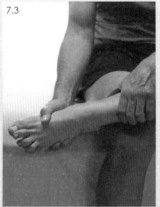
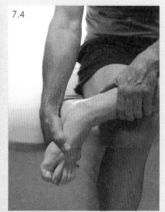
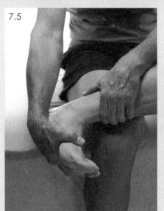
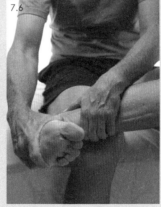

圖7.2到7.6：腳踝旋轉

舒緩受傷的腳踝

→觀察腳踝的狀況。聆聽腳踝的聲音，了解它希望用什麼方法被碰觸和承托，以及想要的移動方法。聆聽，然後護理組織，讓我們的心重新回歸傷處，提醒自己透過關懷和照顧，傷處就能痊癒。處理剛受傷的地方時，力道一定要輕柔。想像你在轉動調節壓力和碰觸的微調轉盤，用最舒適的方法來處理患部。這種緩慢輕微的動作會促使組織釋放創傷或震動，有助於重建組織內的平衡以及關節周圍的循環。

　　把雙手或指尖輕輕放在扭傷或疼痛的腳踝上。慢慢摸索肌膚比較能夠接受的推動方向，用指尖沿著皮膚組織比較能接受的方向推進。感覺或許很細微，但基本上你會朝著一個方向推動，直到組織未受影響的地方。然後向左或向右推，感覺哪個方向的接受度比較高，然後就朝著這個方向推動。一旦皮膚的移動不受到限制，則遵循皮膚下的組織層接受度較高的方向。等下方的組織釋放了限制，輕緩地托住，密切注意關節處原本就有的細微活動，就跟我在本章開頭的「治療扭傷」的敘述一樣（圖7.7到7.9）。

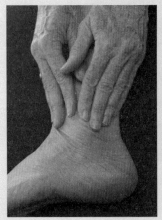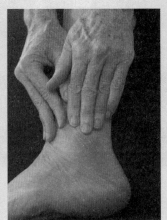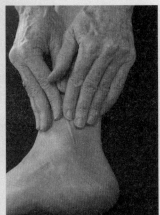

圖7.7到7.9：密切注意組織接受度較高的動作

❁ 腳踝的動作練習

彎曲╱伸展腳踝

很多人走路時會保持腳趾彎曲，腳踝幾乎不動。這個練習會促使我們更常活動腳踝，讓那些連到腳趾的小肌肉有機會休息。用這個方法休息腳趾，對肩膀也有益處，因為腳趾的這個區域會反射到肩膀。

➡坐著，伸長雙腿，彎起腳踝，讓腳尖朝著腿彎回。有些人的腳趾頭在開始這個動作時可能也會跟著動。如果碰到這種情況，在做這個動作時要避免動到腳趾，保持腳趾放鬆不出力，從腳踝開始動作（圖7.10和7.11）。

實驗看看用一邊的腳踝做這個動作時，是否比另一邊容易。如果兩邊腳踝做動作的輕鬆度相等，練習同時彎曲兩邊的腳踝。在彎曲腳踝時，心中想著要讓腳跟向外延伸，或許會有幫助。

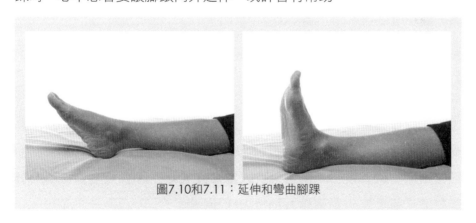

圖7.10和7.11：延伸和彎曲腳踝

用等張練習增強腳踝

（參見第一章的「等長和等張動作」）

「翻轉」或扭傷的腳踝可能會過度伸展腳踝一側的肌肉，造成肌肉力量不平衡。足部朝著腿外側轉動時（外翻），通常會比足部朝著另一條腿轉動時（內翻）更虛弱，或動作更加不順暢。用這個等張運動平衡兩個方向的肌肉力量，可以強化腳踝，改善雙腿和髖部的排列。

做這個練習時可以坐著、躺著或單腳站著。

➡坐下，朝著身體中線（內翻）和朝著腿外側（外翻）轉動腳跟，仔細觀察自己的腳。兩個方向的動作是否都能保持均勻平順？哪個方向感覺比較舒服（圖7.12和7.13）？

現在用手抓住腳踝，讓腳踝固定在舒服的位置，以便對動作施加些微阻力。在手施加少許阻力時，讓腳的側邊朝著與阻力相反的方向轉（圖7.14和7.15），讓腳踝慢慢移動。

開始時，施加一點點阻力就好。更熟悉動作後，增加阻力的力道可以強化腳踝肌肉。阻力太強，你要強化的細微肌肉無法耐受，所以只需要使用能讓肌肉感受到阻力的力道即可，不需要拉緊。

如果覺得動作很生硬，或難以做到，慢慢用手推動足部做完動作。然後再用腳踝肌肉的力量試試看。

做這套練習幾次，但如果肌肉覺得疲勞就要休息。想要強化的肌肉如果過度疲勞，很可能會回到舊有的模式。

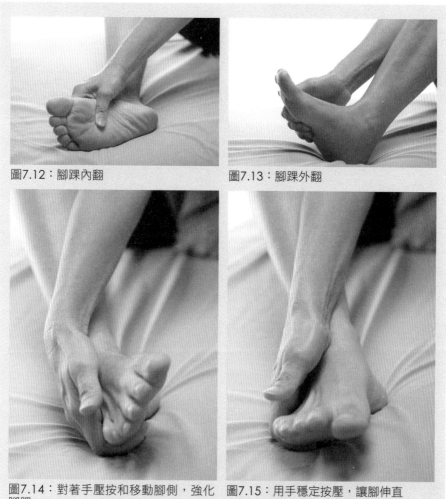

圖7.12：腳踝內翻　　　　　圖7.13：腳踝外翻

圖7.14：對著手壓按和移動腳側，強化　圖7.15：用手穩定按壓，讓腳伸直
腳踝

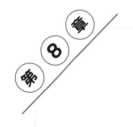

雙腳

人類是兩足動物，雙腳就是我們站立的根基。俗語說「腳踏實地」和「人貴自立」都暗喻根基、基礎穩定、根本，以及與大地連結的概念。但是雙腳不只是穩定、靜止、有根據的基礎。想想看走路、跳動或跑步的動作有多複雜（每往前一步，重心就要往前移動，保持身體不跌倒），相對而言，雙腳結構不大且非常靈活，卻能保持身體平衡，實在令人稱奇。在做舒緩姿勢時，我希望讀者能花時間想一想，感受雙腳的奇妙。

❀ 足部的解剖結構

足部的設計非常奇妙，主要由二十六塊細小的骨頭支撐、穩定和吸收人體移動時重心變化帶來的震動。肌肉和韌帶把這些小骨頭繫合

在一起，同時也讓關節能夠保持靈活。

　　小腿骨頭靠著踝骨馬鞍狀的上緣搖動，構成腳踝關節。站立的時候，重量通過脛骨向下傳輸到踝骨，同時向後到達跟骨，並向前到達腳上的其他骨頭，構成穩定的三角形根基。

　　在踝骨和跟骨前有七塊骨頭，合稱跗骨。再往下走，是五塊長長的蹠骨，連接到腳趾頭上的趾骨（圖8.1）。

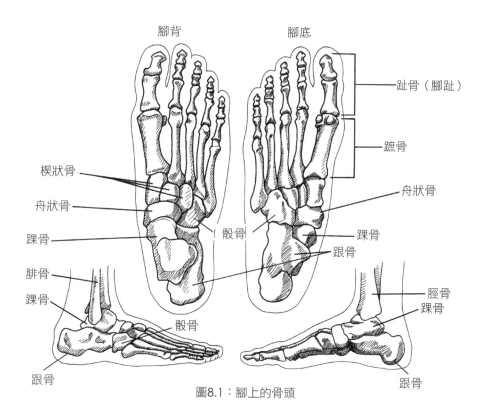

腳背　　　　　　　腳底

趾骨（腳趾）

蹠骨

楔狀骨

舟狀骨

舟狀骨

踝骨

踝骨

骰骨

跟骨

腓骨

踝骨

脛骨
踝骨

骰骨

跟骨

跟骨

圖8.1：腳上的骨頭

⌘ 治療腳傷帶來的創傷

一名可愛的年輕女性腳上有許多骨頭斷裂，定期來找我治療。由於傷勢帶來了創傷，又害怕醫學干預，她不考慮接受外科手術。她很有創意地改造了鞋子，給足部最高的舒適度和支撐。

在治療過程中，我們先探索在痊癒時她的腳如何保護自身的安全和機能。我用一般的舒緩方法，繞著疼痛點迂迴摸索，朝著關節溫和增加按壓的力道。

慢慢地，她的腳變得比較靈活，她覺得可以找家裡附近的鞋匠幫她製作能夠舒適支撐和活動足部的鞋子。就像骨骼與身體自我矯治療法療程的結果一樣，特製鞋子讓她的腳可以活動，她的靈活度也慢慢恢復了。在許多情況下，傷勢、創傷和疼痛似乎會讓人動彈不得，但溫和緩慢的探索，加上不屈不撓的精神，會帶來力量和正面的結果，連多年的不適也能治好。

⌘ 舒緩足部

這些姿勢舒緩技法會讓腳變得更靈活。在擺出姿勢時一定要慢慢移動，動作太快可能會導致你跳過能讓你感到最舒緩的姿勢。給自己一個機會來完全感受和證實你覺得怎麼樣才會最舒適。

繞著痠痛點彎出曲線

➜在腳上尋找痠痛點。然後輕柔地彎曲足部，在痠痛周圍形成「曲線」或「凹陷」，彎曲時要不會感到不適。稍微構成一個凹陷就夠了。然後朝著痠痛點或關節處按壓。每次壓10~30秒，或直到你感受到變化或舒緩（圖8.2和8.3）。

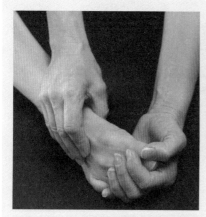
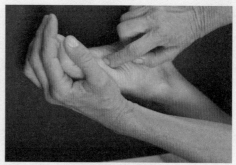

圖8.2和8.3：繞著痠痛點摸索

探索腳上比較長的骨頭

➜腳上較長的骨頭叫蹠骨，連接到腳趾頭。在蹠骨之間摸索。是否覺得這些骨頭之間的組織能自由活動，還是覺得蹠骨緊緊地連在一起？如果兩根蹠骨之間出現緊繃狀態，把這兩根骨頭朝著緊繃處按壓，停留幾秒鐘。然後檢查蹠骨是否變得比較好活動了（圖8.4到圖8.6）。如果蹠骨之間都覺得很緊繃，抓住腳掌上方，從足部兩側朝中間擠壓10~30秒，按壓所有的蹠骨。

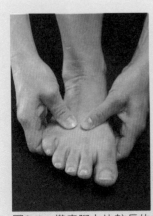 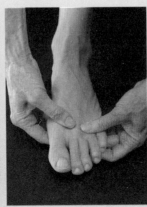 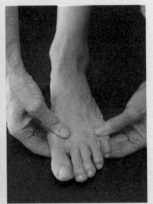

圖8.4：摸索腳上比較長的　圖8.5：把蹠骨擠壓在一起　圖8.6：把蹠骨拉開
骨頭

舒緩蹠骨

→或許你會覺得某根蹠骨比較低，旁邊的蹠骨則比較高。把較低的蹠骨往下壓得更低，讓較高的蹠骨升高，然後把所有的蹠骨一起往下壓，停留幾秒鐘。然後分別檢查每根蹠骨是否更活動自如，緊繃是否消失（圖8.7到圖8.8）。

舒緩下陷的蹠骨

→有時蹠骨的頂端（和腳趾會合的地方）會朝著腳底下陷。你可以檢查前腳掌下方是否有痠痛點或鼓起的地方。如果發現蹠骨下陷，把相連的腳趾頭朝著趾尖抬起來，然後朝著腳趾連到腳掌的地方壓回去。這會讓腳底鼓起的地方變得更明顯（圖8.9）。

　　停留1分鐘，然後慢慢把腳趾向外拉，輕輕伸展，舒緩壓縮的姿勢（圖8.10）。

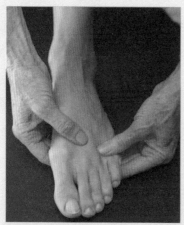

圖8.7：把比較低的蹠骨往下壓，然後一起擠壓全部的蹠骨

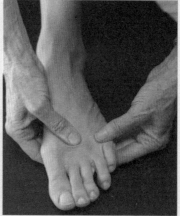

圖8.8：把蹠骨拉開

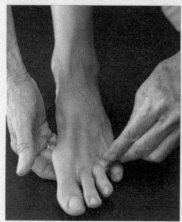

圖8.9：抬起腳趾並向下壓，讓下陷的蹠骨更加下陷

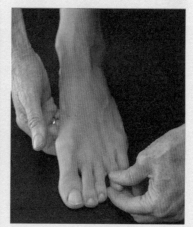

圖8.10：舒緩後伸展腳趾

舒緩大拇趾

這個舒緩大拇趾的方法也能反射到頸部，舒緩脖子的緊繃。

➜摸索大拇趾跟腳掌連接的地方，尤其是大拇趾和第二根腳趾之間。如果覺得大拇趾根部有痠痛感，把腳趾朝著緊繃點旋轉，朝著腳掌按壓大拇趾（圖8.11和圖8.12）。持續按壓幾秒鐘。然後輕緩地拉一下腳趾，伸展拉長，舒緩剛才的壓縮。檢查剛才的緊繃點，查看是否消除了痠痛。

如果你因為大拇趾外翻而覺得疼痛，請參見第十八章。

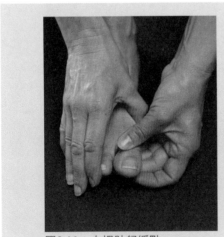

圖8.11：大拇趾舒緩點

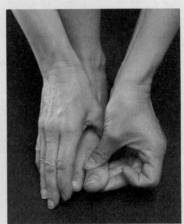

圖8.12：旋轉大拇趾和按壓

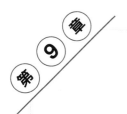

走路

走路時，重心會不斷改變，要透過五條彈簧和三個足弓的支撐來完成。感受到雙腳和地面的直接接觸與正確動作的模式，我們走路的時候就更能保持平衡流暢，讓雙腿、膝蓋和髖部的排列得以改善。

⌘ 腳上的三個足弓

腳上有三個機能性足弓：外側縱弓、內側縱弓和橫向弓（下頁圖9.1）。外側縱弓由跟骨、骰骨，以及第四、第五足趾，和連接到這兩根腳趾的蹠骨構成。走路的時候，外側縱弓沿著足部外側吸收、支撐和運送身體的重量。

在購買足弓支撐物時，我們的重點通常放在內側縱弓上。這個足弓提供動力，讓足部離開地面，踏出下一步。內側縱弓包括第一到第

三根足趾和相連的蹠骨，以及踝骨、舟狀骨和楔狀骨。

　　横向弓提供足部的靈活度、穩定度和吸震支撐。它由三塊楔狀

骨、骰骨和五塊蹠骨組成。

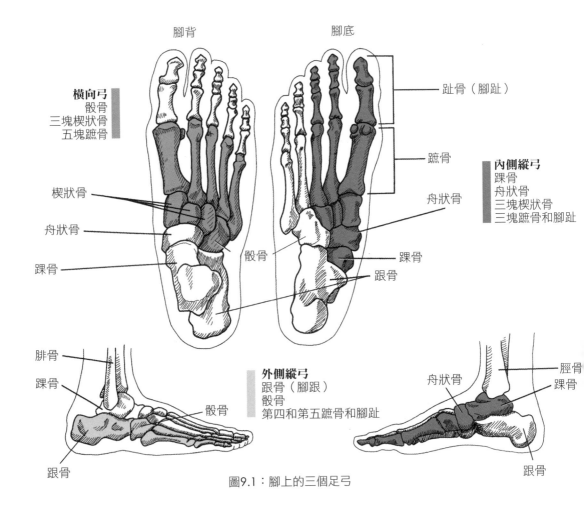

圖9.1：腳上的三個足弓

⌘ 腳上的五條彈簧

‧第一條彈簧：第一條彈簧不易察覺到，而且大多數時候我們的動作太快，無法察覺。但這細微的活動會開始讓重量稍微移向外側縱弓。當你的重心移到跟骨上時，注意你自然會把身體重量稍微移動到跟骨外側。

‧第二條彈簧：重量傳輸到腳跟外側後，就會繼續滾動到足部外側（側面），沿著外側縱線上的縱向弓移到小趾的根部。

‧第三條彈簧：到了第三條彈簧，動作和重量會從小趾的根部穿過蹠骨到達大拇趾的根部。第三條彈簧受到腳上橫向弓（骰骨、楔狀骨和蹠骨）的牽制。

‧第四條彈簧：接下來重量則從大拇趾根部傳送到大拇趾本身。這個動作連到內側縱弓，提供最大量的支撐。

‧第五條彈簧：利用內側縱弓提供最高程度的支撐，以及大拇趾也伸到最長，我們用這兩項要素當做彈簧讓腳離地。

改變走路習慣

➜坐下或站著，重量放在一隻腳上，慢慢沿著另一隻腳上的五條彈簧探查重量的移動。把重量從腳跟轉移到腳跟外側，再沿著足部外側傳輸到小趾根部。然後把重量橫向傳輸到大拇趾根部，感受內側縱弓的支撐。感受這邊的支撐和大拇趾伸長後產生的推動力和推進力，讓腳離開地面（下頁圖9.2）。

在一隻腳上慢慢重複這個模式
動作數次，然後換一隻腳。熟悉動
作模式後，進行下一個練習「慢動
作走路」。

別忘了，再教育或改變習慣的
練習會給身體不同的選擇。經常讓
身體感受到新的選擇，或許每天二
至三次，就有機會讓身體按著自己
的步調融合新的感官資訊。

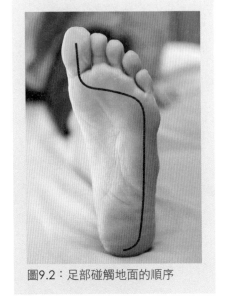

圖9.2：足部碰觸地面的順序

慢動作走路

→練習慢動作走路。走路時要
慢到可以感覺到動作從腳跟移向外側，向下移到小趾根部，再橫向移
到大拇趾根部，最後移到大拇趾上面，準備最後離地而起。

感覺三個足弓的支撐，也感覺重量在腳上的五條彈簧間傳送。

第3部

靈感與表達──上半身

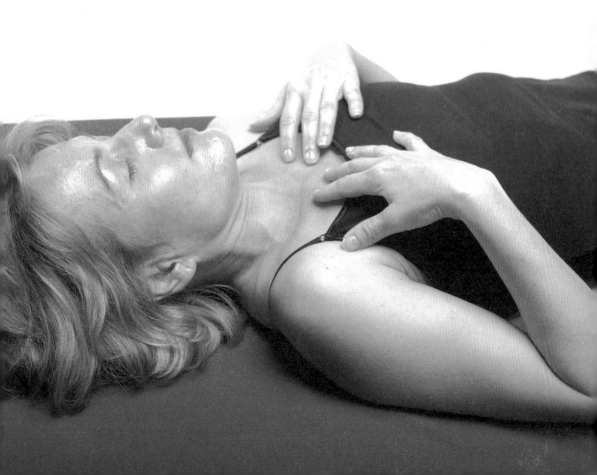

⌘ 一切的核心

心臟這一帶和愛、溫柔以及慈悲的感受有關。考慮到這些特質時，我們通常會想到對別人有這些感受。若能把這些感受用在自己身上，就能創造出接納客觀的態度，讓我們的體驗和放鬆的感受能夠凌駕其上。

最近我有一位求診者有上背部疼痛的問題。她自己也在學習骨骼與身體自我矯治療法，試過不少舒緩姿勢，卻抱怨很難按壓到最需要的地方。我提議，或許她並不需要按壓。或許她只需要找到最佳的舒緩姿勢，然後傾聽心的聲音。

所有的方法似乎都無效的時候，或許用慈悲心接納自己才能帶來舒緩。平靜的心提供安歇之地，讓我們放下恐懼、定見和疼痛，心靈便能復甦。創造出安歇的空間，可以改變心情，讓我們可以全心追求內在的放鬆和寧靜。

⌘ 感到不適時想辦法寬待自己

感到不適和疼痛時，要寬以待己，平靜地看待一切，才能更深入了解自身的體驗。我們會注意到疼痛，但不會過度反應，而且會用清楚有用的方法來處理。我們可以先忽略挫折的感覺，開始實驗是否有什麼容易忽略的事物能讓我們覺得舒適。

　　比方說，現在我正坐在電腦前，覺得胸椎有點痛。疼痛的感覺讓我感到不快，身體左半邊也有點緊繃。我把注意力放在自己的感受上，開始探索身上的疼痛。我注意到脊椎左側有種疲累的感覺。稍微向右側彎，發現不快的感覺消失了，脊椎側邊的感受轉換成麻木。一點一點向右側彎時，我發現麻木、緊張和疼痛都不見了。我讓自己在這個舒適的位置停留了一下。接下來，回到向中間對正的姿勢後，我覺得很放鬆。

　　注意身體當下的感受，可以發現哪些姿勢能讓身體放鬆。只要把充滿憐憫的中立心態放在此刻的感受上，就能跟隨感受的引導，找到舒適的姿勢。

　　對直接的感受體驗產生溫柔的慈悲，可以幫助你釋放和放下你的態度、恐懼和不適，開始注意到自在安樂就在垂手可及之處。練習貼近自己的感受，就能培養出新的習慣來取代舊有無用的傾向，因為一般人總會預期或害怕疼痛，反而產生或強化緊繃的模式。我不止一次發現，用慈悲心面對現狀，便能開啟希望的大門。試試看吧。

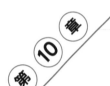

上背部和中背部：胸椎

⌘ 胸椎的解剖結構

　　胸椎由十二節脊椎骨組成，在理想情況下會微微向後彎。胸椎的設計主要是為了旋轉、側彎和前彎，但也能伸展（拱起）。每一節脊椎都連了一對肋骨，分別在左右兩側。肋骨延伸出去後向前彎曲，形成強壯的胸廓來保護心臟和肺臟（圖10.1）。

　　胸椎過度拉平或彎曲時，

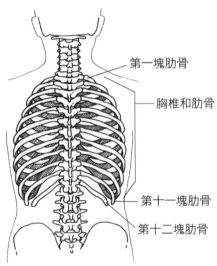

第一塊肋骨

胸椎和肋骨

第十一塊肋骨

第十二塊肋骨

圖10.1：上背部和肋骨（後視圖）

就失去了平衡脊椎自然的吸震效果。背部可能會看起來像一根僵硬的棒子。緊繃的肌肉會增加僵硬感，導致頸部、肩膀、手臂和雙手疼痛。維護胸廓的柔軟度可以強化心臟健康，也反映出情緒的適應性和回應度。

⌘ 強化上背部靈活度和增加胸曲的練習

胸骨彎曲：胸曲的知覺練習

這項練習用溫和的方法讓我們察覺到上背部（胸椎）自然的後彎，以及前胸和脊椎之間心臟和肺臟的空間。

我從冥想課程[1]學到這個動作，其中也包含正念動作。對我來說，正念的運動表示我們全神貫注在動作的細節上，注意動作開始的地方，透過動作貼近自己的感受，或許也能感覺到動作對內心的效果。

➡坐下，把手指輕輕放在胸骨上。把注意力放在手指碰到胸骨的地方。用手指輕壓胸骨，從接觸點開始動作，慢慢把胸骨向後推向脊椎。感受胸椎自然向後彎曲。讓頭部自然回應，離開脊椎──重點在於開始動作時不要把頭向前傾。注意力放在手指碰到胸骨的地方，從接觸點監控動作（下頁圖10.2）。

向後彎到極限時，讓胸骨開始向前朝著手指推動。注意脊椎上方出現的效果。脊椎是否跟隨胸骨？還是在胸骨往前移時仍能維持向後彎？

輕柔緩慢地重複這些動作。感
受胸口的靈活度。

接下來，你可以加入一些變
化：

　・從胸骨的上方、中間和下方
開始推，看看上背部是否有不一樣
的感覺。

　・把胸骨往後推時深呼吸。呼
吸是否能支撐脊椎上段的動作？

　・把胸骨朝手指推的時候吸
氣。脊椎是否被拉向前，彷彿連到
胸骨？

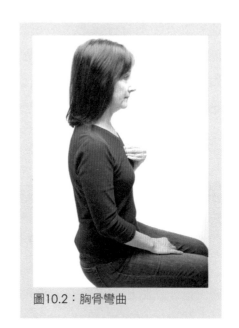

圖10.2：胸骨彎曲

注意這個區域的靈活度。是否很難每次都從同一個地方開始？是
否很想從另一個地方開始動作？你會很容易回到熟悉的動作模式，從
下方的肋骨、肩膀或頸部開始動作。

特別留心把注意力放在胸骨上，從手指碰觸胸骨的地方開始動
作，同時注意上背部的反應。

疏鬆椎間盤：改變胸曲習慣的動作練習（用於上背部）

這個練習和下一個練習裡的輕柔彈動，有助於溫暖和軟化每節脊
椎之間的膠狀盤，喚醒脊椎放鬆好讓胸骨彎曲。同樣地，做這個練習

時要察覺到上背部的感受，就會提升效果。

　　➡坐在椅子上，雙臂交叉放在胸前，頭部前傾，讓脊椎自然後彎。頭部的重量朝向胸口時，感受胸廓（上背部）區域的細微變化。注意肩胛骨之間、脖子底部或下背部是否覺得緊繃或拉緊。

　　保持彎曲，把注意力放在上背部，從那兒開始讓脊椎上段輕柔彈動。檢查自己是否能感受到每節脊椎都在彈動。

　　彈動時，頭部會慢慢朝著大腿移動，但你不能從頸部或頭部開始動作，而是要從脊椎本身開始。持續彈動時，讓身體向前捲，上背部也要更加彎曲。

　　前彎時仍要保持舒適，到了極限後，感受胸廓區域的彎曲，接下來保持彈動，開始拉直脊椎，從脊椎彎曲的姿勢回到坐直的姿態，同時每節脊椎都要彈動（圖10.3到10.9）。

　　每天做這套練習1~2次，來「疏鬆」椎間盤，恢復健康的胸曲。

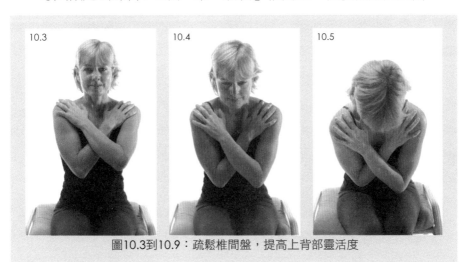

圖10.3到10.9：疏鬆椎間盤，提高上背部靈活度

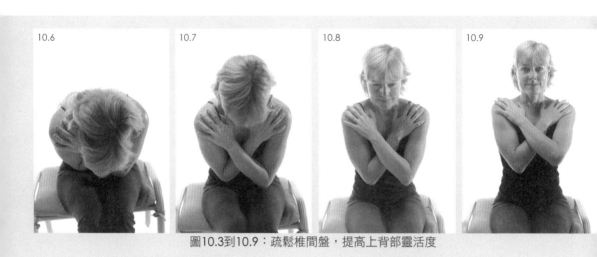

圖10.3到10.9：疏鬆椎間盤，提高上背部靈活度

轉動椎間盤

這個練習是上面練習的變化型，在開始溫和彈動前要先旋轉（扭轉）脊椎，彈動的動作可以輕柔「疏鬆」在脊椎間發揮吸震效果的椎間盤。

→同上，坐下，雙臂交叉放在胸前，雙手分別握住另一邊的肩膀。頭部輕輕向前傾，讓脊椎自然後彎。然後向側邊旋轉（扭轉），開始輕輕彈動上背部，同時讓身體繼續往前彎。彎到仍能保持舒適的極限時，開始慢慢拉直脊椎，每一節脊椎都要彈到，同時讓上半身逐漸坐直（圖10.10到10.13）。

把脊椎轉向另外一邊，重複輕柔彈動脊椎（圖10.14到10.17）。

每天做這些練習1~2次，持續2~3個月，恢復胸曲和保持平衡。

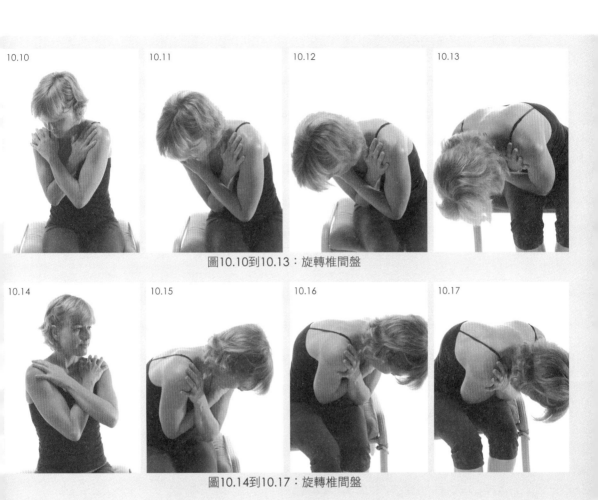

圖10.10到10.13：旋轉椎間盤

圖10.14到10.17：旋轉椎間盤

開展胸口和胸廓區域的知覺和想像練習

　　我還記得當我發現想像力居然能直接影響身體舒適時，我非常驚訝。以下是亞莉山大提供的練習[2]，說明在自療過程中注意力、想像力

和放下有多麼重要。

　　練習前段的目的在於找出約束、緊繃、停滯或阻力。呼吸，注意身體能夠自在移動和感覺到緊張或拉緊的地方。把注意力放在胸廓、橫隔膜、上胸口的肌肉、肩膀和手臂上。注意什麼地方覺得輕鬆，什麼地方覺得緊繃。

　　→側躺，下面那條腿伸直，上面的腿彎曲，將上方的膝蓋向前放到地板上。你可以用下面那隻手按住膝蓋。將上方的肩膀慢慢放回地板上（和膝蓋的方向相反），動作要輕。注意你的呼吸。膝蓋繼續放在地上，看看在容許的範圍內能把肩膀移到哪裡。呼吸的時候，注意脊椎、肋骨、肩膀、下背部或骨盆是否受限，還是有停滯的感覺。注意動作或呼吸時是否有阻力。只要注意就好，不要想辦法對抗阻力。停留在你覺得舒適的範圍內（圖10.18）。

　　停留在這個位置大約1分鐘，保持呼吸和注意全身的狀態，然後慢慢轉回仰躺的休息姿勢。

　　注意內在的感受。在心中想像脊椎和胸骨之間的空間，慢慢把知覺從身體中段向外移到肩膀上，通過腋窩，然後到剛才伸展過那側的手臂上。用心靈之眼探索上半身內在的領域。你可能會注意到脊椎、胸骨、肋骨的骨頭，或連接各個部位的肌肉和組織，或者心臟和肺臟。想像流過那些地方的液體。不發一語，平靜地從胸骨導航到手臂上，想像或感覺體內空間、組織、肌肉和骨頭的特性（圖10.19）。

　　放鬆和想像2~3分鐘後，慢慢回到側躺的位置，上方的膝蓋彎曲，肩膀向後（圖10.20）。注意活動範圍或者組織、肌肉、骨頭和皮膚的

特性是否出現變化。舒適感是否提高了？有些停滯或受限的區域是否覺得更能開展，更放鬆了？

　　另一側也重複同樣的練習。

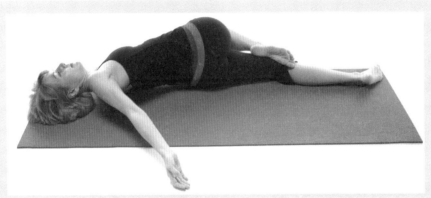

圖10.18：旋轉「伸展」

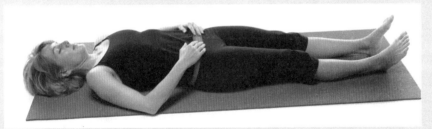

圖10.19：想像練習

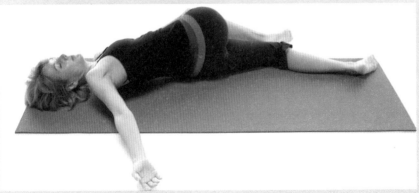

圖10.20：重複旋轉「伸展」

知覺練習：胸廓屈曲反射

我曾上過亞莉山大的一堂課[2]，當時她要學生安靜地躺在地板上。我們要把注意力放在一節胸椎上，慢慢把那節胸椎朝著地板移動。我們是一群很認真的學生，當然全力以赴，但教室裡卻明顯瀰漫著挫折感。亞莉山大四處巡視，記下大家嘗試的方法。她說：「這時候不要用到舌頭，只有脊椎在動。」她似乎在要求我們完成不可能的任務。最後，她決定告訴大家一個訣竅，而秘訣就是下面的練習。

這個細微的動作練習讓我們的知覺和走路時上背部激發的反射活動調和，也告訴大家，走路會直接影響到胸椎的健康和靈活度。

→躺下，背部和附近的牆面垂直，膝蓋彎曲。抬起小腿，把雙腳放在牆上，讓小腿和牆面形成直角。你的雙腳、膝蓋和髖部要對齊，小腿平行地面，大腿（髖部到膝蓋）和牆面平行。做這個練習時，一定要保持腰部彎曲（可以把捲起來的毛巾墊在腰下）。

雙腳輕靠在牆上。感受胸椎朝著地板稍微彎曲時上背部的反射動作（圖10.21）。

如果感覺不到這個細微的動作，或許要稍微調整一開始

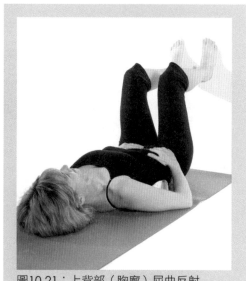

圖10.21：上背部（胸廓）屈曲反射

時的姿勢。臀部可以朝著牆壁靠過去一點，但別忘了小腿（膝蓋到雙腳）要跟地板平行。也可以實驗這個做法：不要雙腳一起推牆壁，一次用一隻腳推牆壁即可。我的胸椎曾經有三處骨折，我注意到壓右腳或左腳時，脊椎一側的反射很明顯，但另一側卻感受不到任何反射活動。意外後該處的反射也被攪亂了。亞莉山大向我保證，只要我做這個練習，反射就會恢復正常。結果也真的恢復了。

胸椎旋轉習慣動作的舒緩姿勢

反射得到良好協調後，身體就能即刻保持平衡。了解自己的習慣並加以確認，你會發現自己舒適的活動範圍變大，且不費吹灰之力。

➡坐著，雙臂交叉，雙手放在肩膀上。輕輕將脊椎向右旋轉。停止轉動，讓脊椎跳動（彈回）回到中線。然後向左旋轉脊椎，再彈回中心（圖10.22到10.24）。

轉向哪一邊比較容易？注意彈回時的特質和狀態。轉向最舒服的方向，停留約20秒，然後慢慢回到中線。接下來看看活動範圍和舒適度是否提升了，以及轉向相反方向時是否覺得平衡度提升。

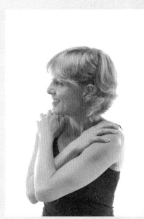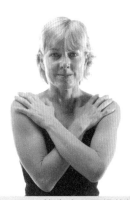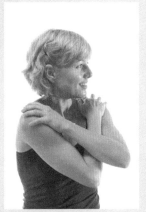

圖10.22到10.24：找出自己習慣的旋轉方向

側彎習慣動作的舒緩姿勢

現在檢查側彎的習慣動作。

➡坐著，雙臂交叉，雙手放在肩膀上。向右側彎，右邊的肩膀朝著右邊的髖部移動。注意頭部、頸部和上半身要保持在同一個平面上。側彎時注意是否覺得緊繃、受到約束或疼痛。最後回到中心（圖10.25和10.26）。

接下來，向左側彎，用同樣的方法讓左邊的肩膀移向左髖部（圖10.27）。哪一邊感覺比較輕鬆舒服？

朝著比較舒適的方向再度側彎，停留10~30秒。然後看看另一邊的活動範圍或舒適度是否增加了。

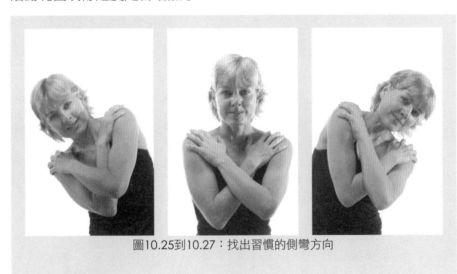

圖10.25到10.27：找出習慣的側彎方向

結合旋轉和側彎的習慣動作

這個練習結合兩個習慣動作，很適合消除肋骨疼痛和脊椎側彎帶來的緊繃（請參見〈第十九章　脊椎側彎〉）。

→如果覺得胸廓的一側疼痛或不夠靈活，結合側彎和旋轉的習慣動作，便能結合無痛的練習。

如果你習慣向左旋轉和向左側彎，慢慢向左旋轉，找到最舒適的姿勢，然後稍微向左側彎。

這裡的關鍵字是「慢」，動作要非常緩慢，才能感受到緊繃解除和疼痛消失的確切位置。停在這個姿勢1~2分鐘，放鬆，呼吸，吐氣時想像繃住的地方鬆開了（圖10.28）。

結束姿勢時切記要緩慢，免得再度恢復舊有的停滯狀態。

胸骨地帶的舒緩姿勢

→要舒緩上背部的緊繃，側躺，彎起膝蓋，頭下放顆枕頭。你的頭、髖部和雙腳應該在一直線上。上方的手肘彎起，把手放在大腿上。慢慢讓上方的肩膀和手肘向後朝著地板落下，停留在你覺得最放鬆

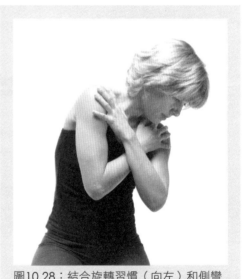

圖10.28：結合旋轉習慣（向左）和側彎習慣（向左）

的地方（下頁圖10.29）。

　　在這個舒適的位置，放鬆上半身。可以在身後放一個枕頭托住手臂，或許能提高舒適度（圖10.30）。

　　睡覺時用這個姿勢，有助於消除雙手和手臂疼痛（參見第十四

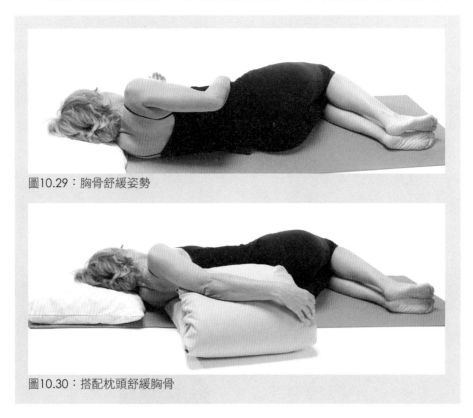

圖10.29：胸骨舒緩姿勢

圖10.30：搭配枕頭舒緩胸骨

章）以及腕隧道症候群（參見第二十章）。這個姿勢也可以結合第三章的懶狗式練習（p.89~90）。

✿ 第十二胸椎：自然曲線方向的轉移點

　　第十二胸椎是最下面一節連了肋骨的胸椎，這裡的肋骨很短，連身側都無法包覆。這個區域因為多種因素，很容易感到拉緊和緊張。

　　平衡的脊椎有自然的曲線，給我們靈活度，也能吸收震動。然而，僵硬的姿勢習慣會導致自然曲線之間的轉移區域拉緊和緊繃。在第十二胸椎處，向後的胸曲和下方向前的腰曲會合，如果自然的曲線失衡，就會變緊。第五腰椎（下背部的脊椎）和薦骨會合處，以及第七頸椎和第一胸椎會合處，也是同樣容易受傷的地方。

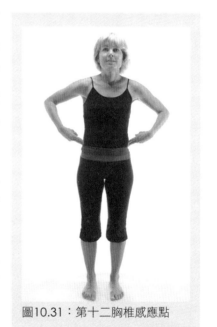

　　第十二胸椎周圍的緊張還有其他成因，比方說橫隔膜肌肉緊張或腰方肌緊繃收縮（見第三章）。

　　檢查髖骨外側上緣的感應點。此處痠痛表示第十二胸椎很緊繃（圖10.31）。

圖10.31：第十二胸椎感應點

第十二胸椎舒緩：烤火雞

　　這個舒緩第十二胸椎的姿勢也叫作「烤火雞」，非常重要，可以開展上背部和下背部之間的活動，有助於讓淋巴液自由流動到下肢和

末梢。這個簡單的姿勢也有助於舒緩橫隔膜、第十二對肋骨和上腰肌的收縮。如果髖部外側上緣的感應點覺得痠痛，橫隔膜、胸廓下方或後腰覺得緊繃，都可以用這個姿勢改善。

→躺下，彎起膝蓋，雙腳放在地上。用腳推地板，讓臀部離開地面，把枕頭放在臀部下方。為了達到最好的效果，枕頭要一直放在腰下。就定位後，曲起身體，膝蓋朝著肩膀的方向移動。讓雙膝打開，往兩邊落下。手肘放在地上，好舉起雙手撐住膝蓋（圖10.32）。手肘著地，好讓手臂保持放鬆。這個姿勢叫做「烤火雞」，因為你的身體就像盤子上烤好的火雞！呼吸保持緩慢平順，讓橫隔膜朝四面八方擴展。吐氣時放鬆而緩慢。不要用力把氣吐出來。放鬆嘴巴，微微打開，吐氣的動作要放鬆而自然。

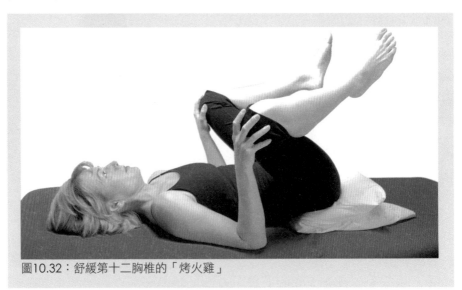

圖10.32：舒緩第十二胸椎的「烤火雞」

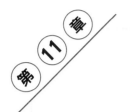

健全的脊椎

❖ 脊椎的自然曲線

　　骨骼與身體自我矯治療法之父保羅斯常常訓示脊椎曲線的平衡有多重要。他曾說：「這世界上沒有一個國家明白人體結構的重要性，也沒有任何系統致力於追求三段脊椎曲線的平衡。腰曲應該要在腰部，但大多數人的腰曲都延伸到胸廓範圍來了。」

　　他相信平衡的胸曲是良好姿勢的關鍵，也有助於避免在老年時期得到心臟疾病。顛倒的胸曲，也就是脊椎上段向內凹下，會縮小胸腔的空間，帶給心臟壓力。他提到自己碰過的一位美國醫生，那位醫生說只要有二尖瓣[1]問題的病人都有平直的胸椎。

　　保羅斯指出：

　　在學校時，我們總被要求肩膀向後，挺起胸膛。坐下也要保
持身體筆直。這樣只會把脊椎拉直，而直挺挺的脊椎沒有彈性。
世界上每一本解剖書都顯示脊椎有三段曲線，這三段曲線能給予
脊椎靈活度和力量。如果孩子在學校就能學到如何舒緩和平衡脊
椎曲線，有背部問題的成人就不會那麼多了……（骨骼與身體自
我矯治療法）是唯一教導大家如何讓三段曲線恢復（正常排列）
的技法……如果看到脊椎彎曲就想辦法拉直，脊椎會變長。拉直
的脊椎要怎麼擺在身體裡？只好向側邊彎曲了，這就是脊椎側彎
的成因。

　　脊椎的三段曲線恢復平衡後，身體的機能也會改善。[2]

　　脊椎曲線改變方向的地方，也是最容易累積緊繃的地方。比方
說，如果你的胸曲被拉直，或缺乏恰當的腰曲，緊繃就會累積在第七
頸椎或第一腰椎附近，把骨頭向後推，形成所謂的「駝背」。

⌘ 健康的姿勢

解剖結構

　　健康的姿勢始於平衡的脊椎結構。下背部第五塊厚實的腰椎原本
應該要微微向前彎。胸骨地帶（上背部和中背部）的第十二節脊椎向
後彎曲。第七節較小的頸椎則微微向前彎曲。每一節脊椎骨之間都有

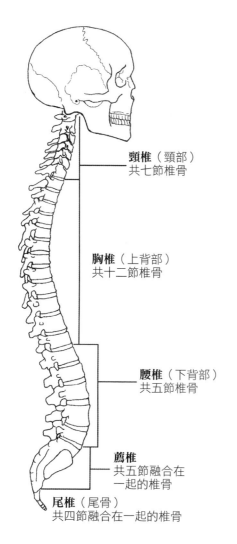

頸椎（頸部）
共七節椎骨

胸椎（上背部）
共十二節椎骨

腰椎（下背部）
共五節椎骨

薦椎
共五節融合在
一起的椎骨

尾椎（尾骨）
共四節融合在一起的椎骨

圖11.1：脊柱右側視圖。平衡的脊椎曲線。取自《圖解肌肉骨骼解剖結構基本要點》第四版，習耶格和亞當斯著。

膠狀盤來連接骨頭，在活動時給予脊椎靈活度和支撐。椎間盤和脊椎曲線就像天然的避震器（圖11.1）。

睡眠時支撐自然的脊椎曲線

此練習有助於恢復自然的脊椎曲線，讓脊椎維持力量和靈活度。

在開始練習前，先把兩條小毛巾分別上緣朝著下緣對折，然後再把上下兩側朝中間折進來，最後捲成圓柱狀（下頁圖11.2到11.6）。把毛巾放在床上，準備做完練習後使用。

你或許得測試一下毛巾厚度，看看是否適合自身的需求。你要用捲起來的毛巾撐住頸部和腰部。如果毛巾捲太大，或許會對這些區域過度施壓。

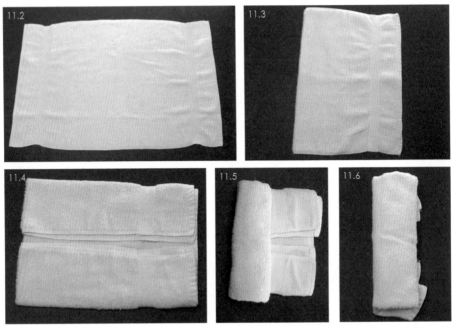

圖11.2到11.6：把毛巾對折後捲起

　　➜開始時先站著，把手肘抬到肩膀高度，雙手指尖在中線處重疊。左右旋轉脊椎，動作要輕柔，且不要超出舒適的範圍。眼睛跟手肘一起移動，好讓頭部跟著脊椎轉動。左右各轉動30~40次（圖11.7到11.10）。轉動脊椎可以溫暖和軟化脊椎之間的膠狀盤。

　　然後躺下來，把捲起的毛巾一條放在腰下，一條放在脖子下。放好毛巾後，躺著至少20分鐘（圖11.11）。椎間盤一旦暖起來，躺在毛巾上便有助於恢復正常的脊椎曲線。覺得舒服的話，你可以用這個姿勢睡覺，同時用毛巾支撐腰椎和頸椎。

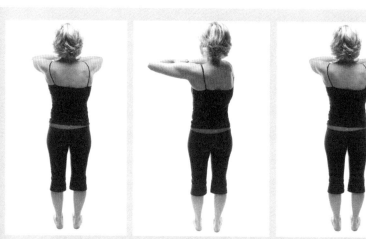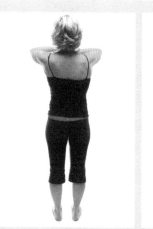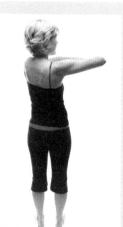

圖11.7到11.10：旋轉脊椎以暖化椎間盤

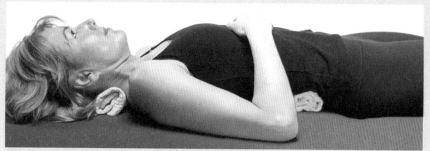

圖11.11：躺在毛巾捲上，恢復脊椎的曲線

　　有一陣子我只把毛巾放在脖子下，但效果不太好。我發覺兩段曲線都有支撐的話，脖子更能放鬆，也有更好的承托。如果你要嘗試這樣的睡姿，把枕頭放在膝蓋下方或許會讓下背部更舒服。

關於你的姿勢

　　姿勢體現人的經驗；一生的故事都能從姿勢上看出來。我們的骨骼結構和體型來自基因遺傳。小時候，我們會模仿父母的姿勢或走路方式。我們默默吸收動作行為的模式，擬定自己的標準。跌倒、受傷或情緒受到威脅，都會帶來保護行為，對基礎的結構留下些許的防衛模式。

　　我們也能在姿勢上看到當下。我們選擇的活動和運動或許會決定我們是右撇子還是左撇子。把嬰兒抱在腰間、打字時用肩膀和耳朵夾住電話，或在旅行時肩上背著筆電，都會讓我們發展出習慣的使用模式。工作、駕駛的方法或甚至看電視時的習慣坐姿日積月累下來，都可能造成細微的不平衡。這些模式可以從鞋子、最喜歡的椅子和汽車座椅磨損的方式看出來。用客觀的眼光看著鏡子裡自己的姿勢，或許也能找到證據。

　　用相對來說更為客觀的眼光來觀察，其實很不錯。在那場摩托車意外後，我的姿勢歪向一邊，醫生建議我在鏡子前練習站立和走路。我雖然覺得身體歪一邊好像沒什麼，但如果我放任這個習慣持續下去，就愈會覺得那樣是常態。我也限制了自己原本有可能做到的動作，身體也忘了能夠選擇更平衡的姿勢。

　　不過，用鏡子找到良好的姿勢也不容易，因為「看似正確」的樣子可能推翻你內在固有的排列方式、平衡和舒適。如果受到傷害或代償作用的影響，把「看似正確」的停滯模式加在另一個停滯模式上面，可能讓身體更緊繃。一般的解決方法是從歪一邊的靜態姿勢換成

靜態的挺直姿勢，然後想辦法保有正確的姿勢，但我的方法不一樣。

　　姿勢是結構和機能之間的動態平衡過程。透過動作給自己更多的選擇，利用擺位釋放根本的緊繃和停滯模式，身體便能用最理想且實用的方法融入變化。透過特殊的動作和擺位練習重新教育身體，我們的感官定向能力提升，自然趨於平衡。僵硬的模式會漸漸和緩地消失，使得身體恢復良好的姿勢和機能。

　　每天做下面的姿勢練習，持續3~6個月，能幫你建立更健康的姿勢。這些動作練習的重點在於平衡脊椎曲線。另請參閱有關下背部（第二章）、上背部（第十章）和頸部（第十五章）的章節，學習針對脊椎這些區域的練習和舒緩姿勢。脊椎側彎請參考第十九章。

❖ 骨盆和脊椎：姿勢的基礎

骨盆的解剖結構

　　雖然前面的章節曾分別提過骨盆跟脊椎，在和姿勢有關的這一節，我們會從化零為整的角度來介紹骨盆。

　　骨盆由兩塊髖骨、薦骨和尾骨組成。髖骨事實上由三塊骨頭融合而成：髂骨（髖骨）、坐骨和恥骨。但大多數時間這三塊骨頭都會合一行動。肌肉、韌帶和肌腱連接所有的骨頭，並在我們承重、轉移重量和活動時保持骨盆穩定，同時也有支撐骨盆內器官的功能（下頁圖11.12和圖11.13）。

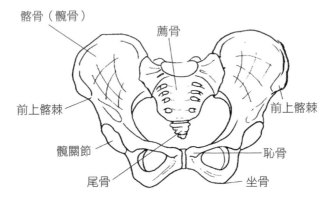

髂骨（髖骨）

薦骨

前上髂棘

前上髂棘

髖關節

恥骨

尾骨

坐骨

圖11.12：女性骨盆前視圖。取自《動作解剖學》，感謝法國Blandine Calais Germain and Désiris出版社授權使用。

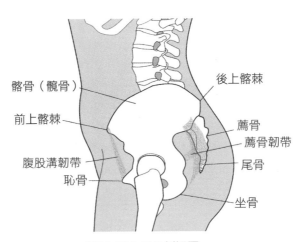

髂骨（髖骨）

後上髂棘

前上髂棘

薦骨

薦骨韌帶

腹股溝韌帶

尾骨

恥骨

坐骨

圖11.13：骨盆側視圖

恢復腰曲

走路的時候，骨盆的自然移動會擴大和收縮腰曲。當停滯模式造成腰椎無法動彈時，通常會引起下背部疼痛。

這組練習利用動作提醒神經肌肉系統察覺自身的選擇，也能幫助腰椎更平衡地活動。

坐骨的知覺練習

我記得第一次注意到坐骨的時候，能明顯感受到坐骨接觸椅子的感覺。我開始慢慢把髖關節前後搖動，動作非常細微，卻仍能注意到坐骨接觸椅子的地方改變了，也感受到脊椎在動。把動作放得更慢時，我能感覺到髖部肌肉在兩側的移動方式，也察覺到兩側稍微有點不平衡。我繼續練習，並注意到下背部更舒適放鬆了。

保羅斯曾告訴我們，這個很放鬆的骨盆前後移動練習可以讓脊椎恢復天生的曲線，讓脊椎更靈活。保羅斯在教過這個練習後的下一堂課中，發現我的脊椎側彎修正了，讀者應該能想像得到我有多開心。

➡坐在椅子上，感受自己用什麼方式坐在坐骨上。保持不動，感受你壓在坐骨上的重量。是否一邊比較重，一邊比較輕？不用想辦法調整，只要感受就好。或者你可以把雙手放在臀部下方，用手感覺重量如何分布在兩側的坐骨上（下頁圖11.14和圖11.15）。

找到骨盆旋轉的中點

這個練習讓你的下背部能平衡活動。與其強迫自己採取新的靜態

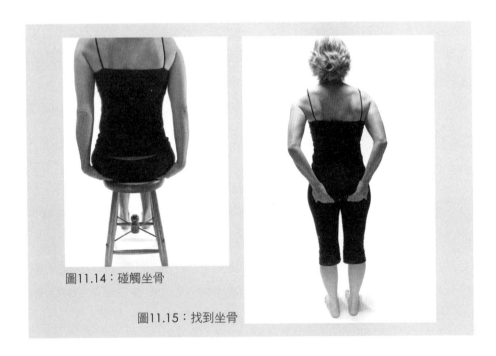

圖11.14：碰觸坐骨

圖11.15：找到坐骨

姿勢，不如給身體選擇，讓自我平衡的反射由內而外運作。如此一來，我們就能讓脊椎恢復自然平衡，而不是想辦法停留在一個姿勢上，讓緊繃移到新的部位。

　　一天可以做數次這個練習，尤其是你的工作需要久坐的時候。練習可讓腰椎（下背部）休息，讓自然的曲線強化，支持脊椎。只要記得停留在舒適的範圍內，不要勉強自己。

　　➡把手放在髖關節上方，想像髖關節是三輪車的輪子。在舒適的範圍內，讓（骨盆的）輪子向前轉，好讓你的下背部向前彎曲（圖11.16）。

　　然後向後轉，直到下背部變平或有點向後彎曲，同時也要保持舒適的感受。從骨盆的薦骨或腰椎區域開始動作，或甚至從坐骨開始，但不要從腰部、胸部、肩膀或頭部開始。把手放在髖關節上可以幫你集中注意力，從骨盆開始動作。動作要緩慢，上半身不要往前（圖11.17）。

　　讓下背部的動作從髖部的前後轉動開始。移動的時候，注意是否有地方不順或猛然一動，也要注意哪邊的活動範圍似乎很平順。試著放慢動作，讓兩側的肌肉能夠協調，保持流暢協調的動作。把骨盆向前和向後轉4~5次，在能夠容忍的範圍內盡量加大轉圈的幅度。

　　接下來，在轉圈結束前縮小轉圈幅度，也就是說，向前轉但不要轉到底，然後向後轉也不要轉到底。每次向前和向後轉時都稍微縮小轉圈幅度，直到到達中點。到了中點後，細細感受你的坐骨和下背部（圖11.18）。是否覺得脊椎放鬆了？是否感受到骨盆妥當地支撐著軀幹？找到中點後，讓自己感受放鬆的脊椎，以及坐骨和骨盆提供的支撐基礎，接下來就可以繼續日常生活。不要試圖保持這個姿勢。你的身體很聰明，會按著身體結構能夠耐受的步調把變化融合進來。

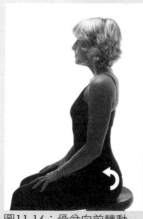 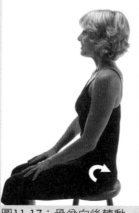 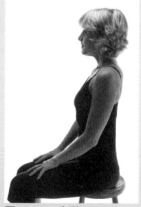

圖11.16：骨盆向前轉動　　　　圖11.17：骨盆向後轉動　　　　圖11.18：中點

放鬆椎間盤以恢復胸曲

我在第十章介紹過下面的練習，因為它也和脊椎姿態有關，所以再介紹一次。

這個練習和下一個練習裡的輕柔彈動，有助於溫暖和軟化每節脊椎之間的膠狀盤，喚醒脊椎放鬆好讓胸骨彎曲。同樣地，做這個練習時要察覺到上背部的感受，就會提升效果。

→坐在椅子上，雙臂交叉放在胸前，頭部前傾，讓脊椎自然後彎（圖11.19）。頭部的重量朝向胸口時，感受胸廓區域的細微變化。注意肩胛骨之間、脖子底部或下背部是否覺得緊繃或拉緊。

保持彎曲，把注意力放在上背部，從那兒開始讓脊椎上段輕柔彈動。檢查自己是否能感受到每節脊椎都在彈動。彈動時，頭部會慢慢朝著大腿移動，但你不能從頸部或頭部開始動作，而是要從脊椎本身開始。

持續彈動時，讓身體向前捲，上背部也要更加彎曲。前彎時仍要保持舒適，到達極限後，感受胸廓區域的彎曲，接下來保持輕柔的彈動，開始拉直脊椎，從脊椎彎曲的姿勢回到坐直的姿態，同時每節脊椎都要彈動。每天做這套練習1~2次，來「疏鬆」椎間盤，恢復健康的胸曲。（圖11.20到11.23）。

要更進一步提升上脊椎的活動性，也可做第十章的「胸骨彎曲」和其他練習。

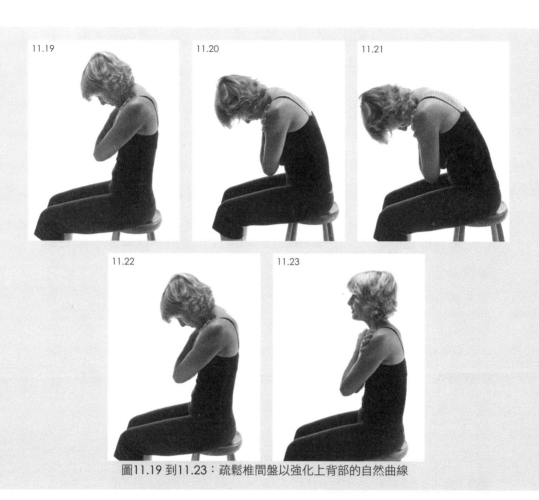

圖11.19 到11.23：疏鬆椎間盤以強化上背部的自然曲線

平衡的坐姿

疏鬆椎間盤並找到中點

　　若能做好這個練習，你就能讓腰椎回復到機能最完善的中點，上

背部也恢復最自然的向後彎曲。你應該會覺得肩膀更放鬆，脊椎也更平衡，骨盆能支撐身體的重量。

→跟基本的疏鬆椎間盤練習一樣，雙臂交叉放在胸前，頭向前傾，開始輕輕彈動，讓胸椎向前彎（圖11.24）。

然後，保持低頭，胸椎也保持彎曲，把骨盆（「三輪車的輪子」）向前轉到你在「找到骨盆旋轉的中點」練習中找到的中點（參見本章前面的練習）。確認動作從骨盆開始，而不是從腰部或上半身（圖11.25）。

找到中點後，頭部依然前傾，下巴收起，脊椎上段保持彎曲，接著讓彎起的脊椎上段慢慢回移，直到肩膀正好來到髖部上方。這時下巴仍保持收起，上背部維持稍微後彎；肩膀則在髖部正上方（圖11.26）。現在慢慢抬頭，拉直身體（圖11.27）。

仔細觀察身體的動作和感受，才不會立刻重返熟悉的模式。在這個練習中，大家最常犯的錯誤就是從腰部或肋骨開始往中點移動，並且拉直脊椎把肩膀向後移，使得調整好的胸曲又消失了。

⌘ 糖分攝取

摩托車意外幾年後，我上了一堂冥想課。在靜坐練習中，我注意到身體放鬆了。放鬆肩膀時，我開始感受到胸椎已經「痊癒」的壓縮骨折處出現劇烈燒灼的疼痛。把肩膀收緊，移走中段脊椎上的重量

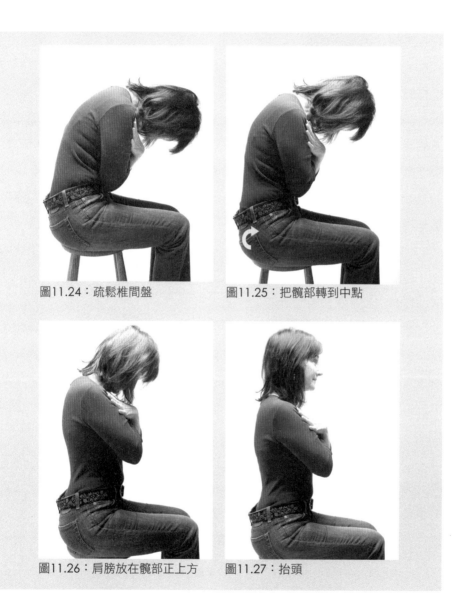

圖11.24：疏鬆椎間盤

圖11.25：把髖部轉到中點

圖11.26：肩膀放在髖部正上方

圖11.27：抬頭

時，疼痛就消失了。

　　我覺得很好奇，也開始挑戰自己：我能否放鬆肩膀，並同時舒緩脊椎的緊繃和疼痛？有天我看到「觸康健」（Touch for Health）的圖表[3]，闊背肌吸引了我的目光，它是一塊又大又寬的肌肉，從下背部和下方的幾塊肋骨延伸到背部，穿過肩胛骨下方，包住手臂下側，也在此處連接到手臂上方的前側。由於我常感覺背上的這塊地方疼痛無力，而且它又連接到我脊椎曾經斷裂的地方，我懷疑這塊肌肉缺乏力量就是脊椎疼痛的成因。

　　「觸康健」這套系統結合了針灸、肌力和營養的資訊，來維護姿勢平衡。圖表中說明闊背肌和胰臟的關係，指出飲食中的糖分可能會導致這塊肌肉變弱。

　　我開始做實驗，想知道排除糖分是否能改善背痛問題，讓我能放鬆肩膀。過了一段時間後，我發現避開糖分確實能安撫背部和肩膀高度反射的肌肉緊張模式，因此背痛也消失了。用練習強化闊背肌，規定自己少吃甜的，我的脊椎強度和姿勢平衡穩定下來，不會造成緊張疼痛。

　　姿勢不穩定或者胸椎疼痛緊張的客戶和學生被問到最近是否常吃甜食時，答案通常都是肯定的。知道糖分攝取有可能造成背痛，我們就更能掌控和選擇身體的舒適度。做第十二胸椎的舒緩姿勢或「烤火雞」練習，對身體的胸廓區域也有幫助。

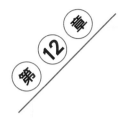

肋骨

⌘ 肋骨的解剖結構

　　我們有十二對、共二十四條肋骨，連接到每節胸椎的兩側。肋骨的構造可以保護柔軟的器官，從脊椎開始環繞身體內部，前方則直接連接到胸骨，或藉由軟骨連到胸骨。最後兩對肋骨（第十一對和第十二對）比較短，叫作「懸肋」，不連到胸骨（下頁圖12.1和圖12.2）。肋間肌從一條肋骨的上方交叉連到另一條肋骨的下方，讓胸廓的保護結構也有靈活度。

　　肋骨疼痛的成因包括跌倒和受傷，也有可能是緊張導致肋間肌扭傷或緊繃。延伸到肋骨下方構成胸廓底部的半球型橫膈膜緊張或拉傷，也會導致肋骨疼痛。

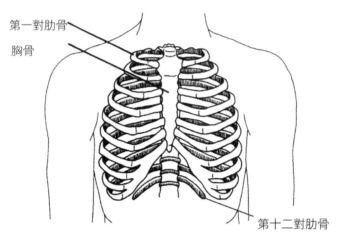

第一對肋骨

胸骨

第十二對肋骨

圖12.1：胸廓正面

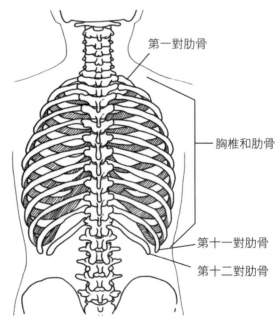

第一對肋骨

胸椎和肋骨

第十一對肋骨

第十二對肋骨

圖12.2：胸廓背面

❀ 用於胸廓的一般舒緩擺位

→胸廓側邊覺得痠痛時，慢慢側彎（從肩膀到髖部），轉動軀幹，環繞著痠痛點彎曲身體，直到痠痛消除（圖12.3）。

慢慢移動，摸索找出舒緩姿勢。動作太快很容易跳過最佳的舒緩姿勢。如果一般的擺位似乎無效，可以試試下面更細微的舒緩方式，處理個別的肋骨。

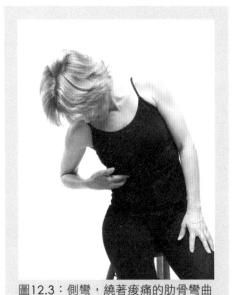

圖12.3：側彎，繞著痠痛的肋骨彎曲身體

舒緩橫隔膜

組成橫隔膜的肌肉纖維形狀是半球形，橫在胸廓底部。橫隔膜連到胸骨下端、第十到十二對肋骨（最下方的六條肋骨），以及從第十二胸椎前方延伸到第二腰椎的中央腱。吐氣時，這個半球形會放鬆呈現拱形，吸氣時則拉平。橫隔膜緊張或拉扯時，會在體內對胸廓產生壓力（下頁圖12.4）。

這項練習有助於舒緩緊張的橫隔膜。也可以用第十二胸椎的舒緩動作「烤火雞」來舒緩橫隔膜（下頁圖12.5）。

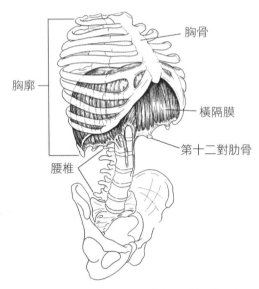

圖12.4：橫隔膜。取自《圖解肌肉骨骼解剖結構基本要點》第四版，習耶格和亞當斯
著。

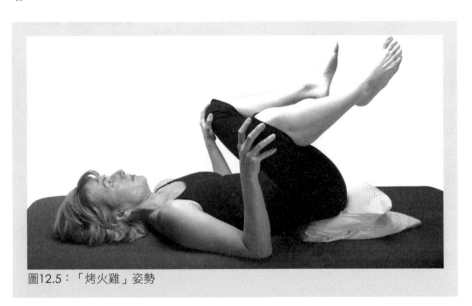

圖12.5：「烤火雞」姿勢

　　→坐著，用手指摸索胸廓下方是否有緊張的地方或肌肉緊繃（圖12.6）。

　　慢慢彎下身子，結合側彎和旋轉，繞著緊繃的區域彎曲身體，在緊繃點周圍形成「凹陷」。慢慢移動，以便察覺哪個位置最能讓組織變軟（圖12.7）。在這個位置至少停留20秒，放鬆，輕輕吸氣。

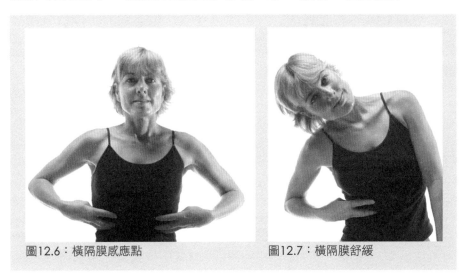

圖12.6：橫隔膜感應點　　　　　　　　　圖12.7：橫隔膜舒緩

✤ 第一肋骨（肩膀頂部）

　　這個舒緩第一肋骨的等長動作也有助於舒緩肩膀和頸部下方的緊張，開展肩頸區域，促進淋巴液的排出。肩膀、胸口、脖子、手臂或甚至雙手和手指如果感到緊繃不適，都要先舒緩第一肋骨。

第一肋骨從和胸骨相連的地方向上彎曲，直接到達鎖骨下方，並連到背部的第一胸椎。第一肋骨周圍的肌肉收縮，通常會造成頸部和肩膀頂部緊繃。放鬆此處的肌肉，才能準備好做其他的肩膀舒緩動作。

肩頸感到緊繃時，可能會阻礙頭部和頸部的淋巴液流動，導致頭部、鼻竇和胸口充血更嚴重。因此這些技法也有助於治療感冒的症狀。你可以感覺（觸診）肩膀頂部鄰近頸部下方的區域是否緊繃，來評估第一肋骨的緊張狀況。如果發現緊繃，就要舒緩第一肋骨。

我們會介紹兩個舒緩方法。或許一開始看起來有點複雜，但一定要堅持下去，因為這兩個技法能有效舒緩肩膀的緊繃和不適。兩個技法都試試看，找出最適合你的方法。

第一肋骨的等長舒緩

➡坐在椅子上，彎起一側膝蓋，把腳放在座椅邊緣。坐這個練習時可以站著或坐著，面對跟肩膀一樣高的桌子或書架。等長運動的阻力來自桌子、書架的平面，或你的膝蓋。

彎曲手肘，放在穩固的平面或彎起的膝蓋上。用手肘向膝蓋或平面輕推（用不到兩成的力氣）。維持等長壓力大約10秒鐘，同時想像手肘向平面推過去（圖12.8）。10秒後，放鬆手肘，讓手肘垂到身側。輕柔緩慢地從側邊抬起手肘（和軀幹垂直），然後把手肘靠向牆面，對肩膀關節施壓。讓肩頸區域的肌肉完全放鬆。維持這個放鬆的姿勢10~30秒（圖12.9和圖12.10）。

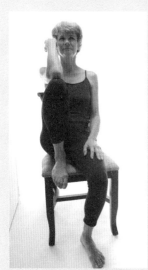 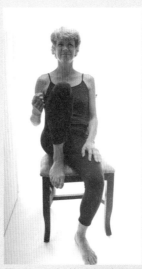 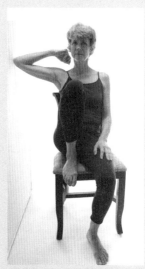

圖12.8：用手肘推膝蓋　　　圖12.9：朝著地板放鬆手　　　圖12.10：手臂抬起和身體
　　　　　　　　　　　　　　肘　　　　　　　　　　　　　　垂直，靠向牆壁

第一肋骨的其他等長舒緩

→把柔軟的枕頭放在椅背上。側坐在椅子上，將患側（疼痛緊繃的那一側）的手臂掛在椅背上緣，腋窩靠著枕頭。用肋骨肌肉輔助患側的手向下輕輕朝著地板移動（下頁圖12.11）。做動作時，椅背上的枕頭提供輕柔的阻力。

持續等長拉扯的動作10秒鐘，然後站起來正坐在椅子上，讓手臂被動地朝著地板落下，完成預定的動作（下頁圖12.12）。

接下來，彎起手肘，手臂朝側邊抬起至與身體垂直，和肩膀同

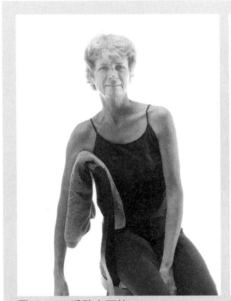

圖12.11：手臂向下拉

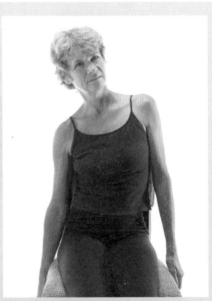

圖12.12：讓手臂落下

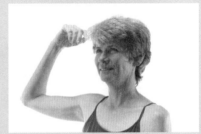

圖12.13：手臂抬起和身體垂直，靠向牆壁

高，然後把手肘靠向牆壁，讓頸部和肩膀的肌肉完全放鬆。維持這個放鬆的姿勢至少10~30秒（圖12.13）。

用胸骨的痠痛點舒緩肋骨

舒緩胸骨的痠痛點可以放鬆肋骨，有助於恢復淋巴流平衡，促進健康。[1]

　→用手沿著胸骨邊緣檢查肋骨和胸骨連接的地方是否感到痠痛。
找到痠痛點後，輕輕前彎，稍微轉動身體，在痠痛點周圍形成「凹
陷」（圖12.14和圖12.15）。

　　你也可以先用另一隻手輕輕抓住同一側的上臂，朝著痠痛點拉過
去，讓身體繞著點彎曲，直到覺得痠痛減緩。

　　保持這個姿勢至少10~20秒，放鬆身體。

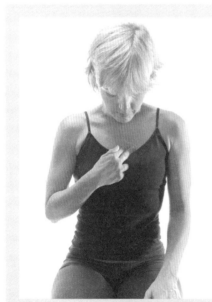

圖12.14：找到疼痛的肋骨

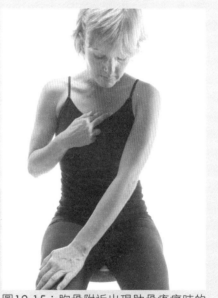

圖12.15：胸骨附近出現肋骨疼痛時的
舒緩姿勢

舒緩個別肋骨緊張的細微動作

　舒緩個別的肋骨後，通常會讓你覺得充分放鬆，心靈或情緒也有

釋放的感覺。相鄰肋骨之間的肋間肌只需要一點點動作就能舒緩，因此舒緩個別肋骨時的動作都很細微。秘訣在於找到自己習慣的動作方向，輕柔地碰觸肋骨，用指尖和內心的耳朵聆聽身體釋放出來的細微自在感受。

　　➡用舒服的姿勢坐著或躺下，用中指指尖溫柔地沿著肋骨觸摸，尋找痠痛、疼痛或緊繃的感受。指尖輕輕碰觸皮膚，在皮膚上找到痠痛點後，慢慢朝著不同的方向移動，探索身體的喜好，找到皮膚能更加輕鬆移動的方向，消除痠痛。找到後，讓指尖停留在這個位置大約1分鐘（圖12.16）。

　　切記要搭配呼吸，全身放鬆，以便融入舒緩的結果。

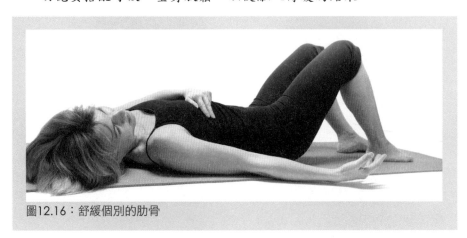

圖12.16：舒緩個別的肋骨

八字畫圈運動，維護肋骨靈活度

這個練習要用身體畫一個橫過胸廓的阿拉伯數字八，目的在於開

展胸廓，探索肋骨間可能的活動範圍。

　　➡站著，雙手放在胸廓下方，大拇指在前，其他四指在後。右手輕推後方右側的肋骨，將之對角線地移動到左前方。然後從左前方畫圓回到左後方，看看能畫多大的圓。然後用左手把左後方的肋骨朝對角線推到右前方，然後畫圓回到右後方（圖12.17到圖12.20）。

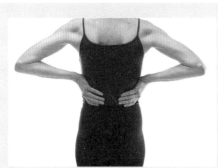

圖12.17：手放在下方的肋骨上

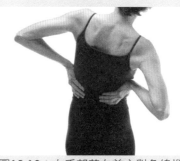

圖12.18：右手朝著左前方對角線推動肋骨

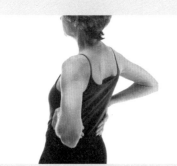

圖12.19：左手手肘擺動回來

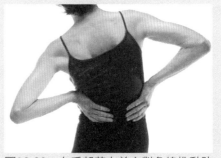

圖12.20：左手朝著右前方對角線推動肋骨

　　把胸廓兩側的手向上移動，從不同的起始點重複這一套動作。
　　反轉方向，左手大拇指朝著右後方對角線推過去，從右後方畫圓
來到右前方；然後用右手大拇指推動肋骨，對角線朝著左後方移動，
再畫圓到左前方。持續畫橫的數字八，探索和開展胸廓的活動能力。

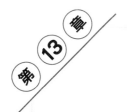

肩膀

　　我們用肩膀承受重擔，所以常感覺肩膀緊張。我常覺得「肩膀」（shoulder）的拼法就像「應該」（should）加上「急診室」（er）。長期肩膀不適的人是否一直放不下他們「應該」做的事？這些「應該」做的事是否都很迫切，讓人感受到更強大的壓力和緊張？打個比方說，每個人都像雜耍藝人，手上拿著好幾根棍子，棍子上還有不斷轉動的盤子，肩膀得負責不讓盤子掉下來。渾身的精力都用來轉盤子，而不是用來完成手邊的工作。讓盤子在空中旋轉，你覺得筋疲力竭，因為肩膀永無休息的機會。

　　就我的經驗而言，慢性肩膀緊張要當成全身的身體反應來處理，才會得到最好的效果。脊椎的排列恢復平衡，充滿力量和靈活度，肩膀就能放鬆。再者，脊椎也仰賴下背部和骨盆提供的基礎。就整體而言，我們要有平衡的姿勢，才能支撐肩膀。

　　處理肩膀緊繃時別忘了下面幾點：

．做胸椎、腰椎和頸椎的練習和舒緩。

．舒緩第一和第三肋骨，以及改善肋骨靈活度。

．骨盆旋轉的姿勢練習。

．如果你覺得「應該」做的事一直讓你放不下心來，排好優先順序，集中注意力，完成一件事後，在當下告訴自己已經「完成」了。

⌘ 肩膀的解剖結構

肩膀支撐手臂連到身體的地方，也負責手臂的活動。三塊骨頭聚合在一起構成肩膀關節：鎖骨、肩胛骨和肱骨。鎖骨連到胸骨，也是肩帶和軸骼構成的唯一骨骼連結。複雜的肌肉群系統把手臂連到軀幹上，支撐關節內手臂的活動（圖13.1到圖13.3）。

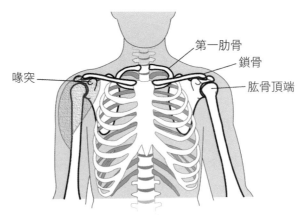

喙突　第一肋骨　鎖骨　肱骨頂端

圖13.1：肩膀前視圖

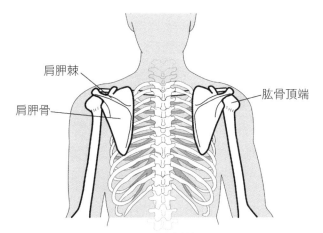

肩胛棘

肩胛骨

肱骨頂端

圖13.2：肩膀後視圖

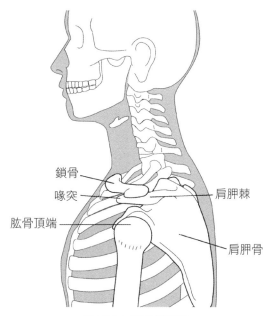

鎖骨

喙突

肱骨頂端

肩胛棘

肩胛骨

圖13.3：肩膀側視圖

✤ 肩膀的一般舒緩動作

很多練習的目的都是為了從手或手臂開始動作，讓肩膀被動移動，來舒緩肩膀。從遠端（終端）開始移動，打破一般從同一個地方開始所有動作的習慣，就能避免過度使用。肌肉學會了用不同的方法組織動作時，新的選擇就出現了，可以打破緊繃疼痛的模式。

游泳接待員

這個練習非常適合打電腦的人或接線生。動作從雙手開始，肩膀的活動更加被動。一天可做數次來舒緩肩膀的緊繃。

→站著，雙臂伸到胸前，手心朝上。慢慢把手掌轉成朝著臉的方向，然後慢慢讓雙掌靠近臉龐。雙手靠近臉龐時，把手掌向內轉，然後向下移動，持續動作，回到雙臂在胸前伸直的樣子。再把掌心朝上重複一系列的動作，保持動作流暢，就像游泳一樣（圖13.4到13.10）。

揮舞

→站著，雙臂垂在身體兩側。開始輕輕揮動手指，就像在手指間轉動硬幣。放大手指的動作，手和手腕也加入揮舞的行列。擴大活動範圍時，注意下臂和手肘會如何跟著揮動。

讓動作擴展到上臂和肩膀，最後用愈來愈誇張的揮舞動作運動整條手臂。記得要隨時檢查，確認動作從手指開始，手臂和肩膀只是跟

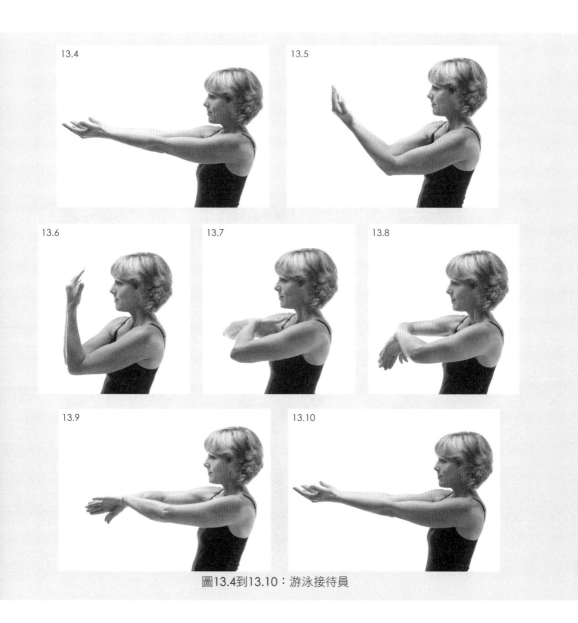

圖13.4到13.10：游泳接待員

　　隨手指的動作（圖13.11到13.16）。

　　　　從末稍開始動作，讓手臂和肩膀的核心模式可以休息，並學到新的無痛選擇。

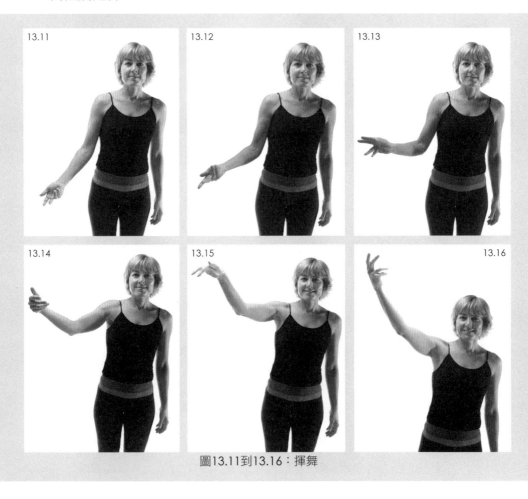

圖13.11到13.16：揮舞

門把

→站著，雙臂放在身體兩側，想像手中握著門把。開始轉動手腕，就跟在轉動門把一樣，先朝著一個方向，然後換一個方向。注意手腕轉動的動作如何促使下臂開始轉動，手肘和肩膀也會跟著轉。

繼續轉動門把，同時慢慢把雙手和雙臂朝著身體兩側舉高（圖13.17到13.22）。

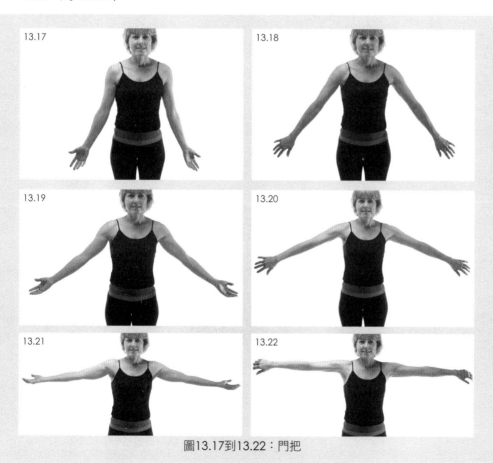

圖13.17到13.22：門把

放鬆肩膀的椅子或架子

做這組練習時，選擇椅背高度在肩膀下面一點點的椅子或高度略低於肩膀的架子。花些時間摸索哪個方向最能夠舒緩緊繃的模式。

➡坐在椅子上，彎起一邊的手肘，橫在椅背或架子上。讓身體靠向手肘，同時刻意放鬆肩膀上方頸部的所有肌肉。務必要用椅子或架子撐住身體，你才能感受到所有的緊繃從手臂和肩膀散去。注意壓向手肘時，肩膀關節會感受到微弱的擠壓（圖13.23）。

接下來，改變坐在椅子上或靠著架子的姿勢，從不同的角度給予肩膀支撐、放鬆和輕柔的擠壓。實驗各個角度，找出最舒適的位置（圖13.24和圖13.25）。

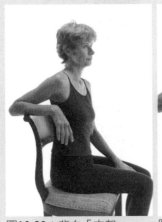 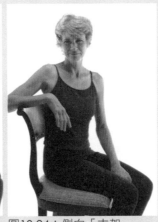 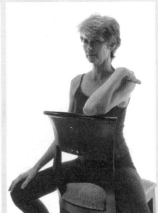

圖13.23：背向「支架」　　圖13.24：側向「支架」　　圖13.25：正對「支架」

圖13.23到13.25：肩膀「支架」舒緩的姿勢變化

　　你當然也可以找朋友幫你輕輕扶住放在舒緩位置的手臂，從手肘對著肩膀施壓。有時候塞車時，我會用車上的頭墊、扶手和車門當作支撐，再找一個可以靠著的地方來施壓和舒緩。

　　此練習的關鍵在於將手肘靠在椅子或架子上時，要真正放鬆手臂、脖子和肩膀。

⌘ 八個肩膀感應點和特定的舒緩姿勢

　　構成肩膀的肌肉群讓手臂能朝著幾個不同的方向活動。由於肩膀的結構很複雜，一次只處理一群肌肉，比較容易達到舒緩的效果。在骨骼與身體自我矯治療法中，有八個特定的肩膀位置能舒緩八個特定的感應點（圖13.26到圖13.28）。感應點感到痠痛，指出舒緩時要針對相應的位置。用對應的姿勢舒緩這八個點，就能舒緩肩膀所有的主要肌肉群。

　　這些舒緩位置就跟書中所有的舒緩位置一樣，使用時動作一定要慢，慢慢調整成最恰當的姿勢。一般人常常太急於減緩疼痛，一不小心跳過了舒緩姿勢。所以動作要慢，把注意力集中在感受上，摸索出最能消解緊繃和疼痛的姿勢。要知道自己的姿勢對不對有一個方法，就是檢查感應點是否痠痛。肩膀的舒緩姿勢正確，感應點就不覺得痠痛。

　　如果從手肘朝著肩膀關節施壓，姿勢的效力更強。可以找面牆靠

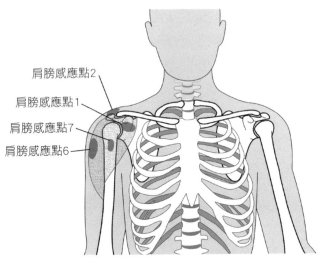

肩膀感應點2

肩膀感應點1

肩膀感應點7

肩膀感應點6

圖13.26：肩膀正面的感應點

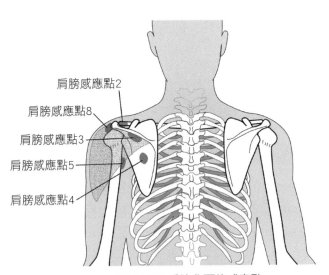

肩膀感應點2

肩膀感應點8

肩膀感應點3

肩膀感應點5

肩膀感應點4

圖13.27：肩膀背面的感應點

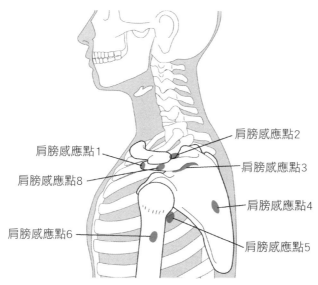

肩膀感應點2

肩膀感應點1

肩膀感應點3

肩膀感應點8

肩膀感應點4

肩膀感應點6

肩膀感應點5

圖13.28：肩膀感應點（側視圖）

上去。

肩膀感應點1（又稱記憶點）

　　雖然肩胛骨在背上，卻有一個鼻子般凸出的部位往身體前方伸出，就在鎖骨下方，旁邊就是肱骨頂端。這塊凸出的地方叫做喙突，也是第一個肩膀感應點的位置（下頁圖13.29）。這塊骨頭覺得緊繃或疼痛時，用下面的舒緩位置放鬆對應的肌肉群。

　　這個感應點也叫作「記憶點」，考試和測驗時可以揉個幾秒鐘，有助於活化記憶。有一次我碰到一位九十多歲的求診者，他的生活非常多采多姿。在治療過程中，他常會跟我說一些很精采的故事，但常

常講到一半就忘了自己在說什麼。有一天故事正精采的時候，他突然沉默不語，我伸手過去揉揉他的記憶點（喉突），他立刻從中斷的地方繼續把故事講完。他妻子立刻好奇心大作，問我：「你怎麼辦到的？」記憶點人人可用，準備考試跟上考場時非常方便！

肩膀感應點1的舒緩姿勢：披肩

　　→站著，彎曲手肘，將前臂抬起橫放在臉前，保持舒適。我的學生常稱這個姿勢為「披肩」，因為動作很像把披肩拉披到肩上（圖13.30）。如果躺著做這個姿勢，要保持舒適，並讓手臂放鬆，維持這個姿勢2分鐘。有時從手肘對著肩膀關節稍微施壓，可以更快消除緊繃。這時，你可以用另一隻手臂把手肘對著肩膀輕推。

　　如果站著的話，舉起上臂橫過前方，把那想像的披肩掛在臉前。然後把手肘靠在牆上，感受從手肘向肩膀關節施壓，稍微把肩膀向後推（圖13.31）。

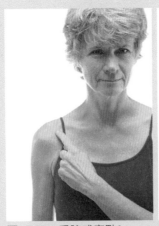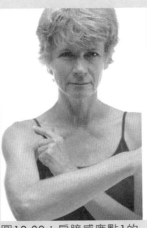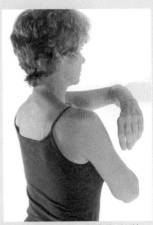

圖13.29：肩膀感應點1

圖13.30：肩膀感應點1的舒緩位置：披肩

圖13.31：把手肘靠在牆上，從手肘壓向肩膀

注意喙突處是否鬆弛、跳動或痠痛消失。

肩膀感應點2

這個姿勢的感應點在鎖骨和肩胛骨之間身體側面V字（＜）的狹窄區塊內，在肩膀的最上面（圖13.32）。

肩膀感應點2的舒緩姿勢

➡站著，身體側面對著牆壁，把手臂舉到肩膀的高度，讓上臂和軀幹形成直角。把手肘靠在牆上（圖13.33和圖13.34）。

感受到手肘輕壓的力量穿過上臂達到肩膀關節。記得靠牆時要放鬆肩膀和頸部下方所有肌肉。

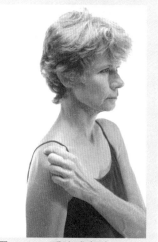

圖13.32：肩膀感應點2

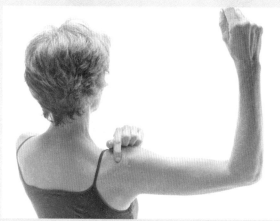

圖13.33：肩膀感應點2的舒緩位置：手臂呈直角

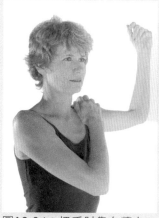

圖13.34：把手肘靠在牆上，對著肩膀施壓

為了最佳效果，可以結合第一肋骨的舒緩姿勢。

肩膀感應點3

　　肩膀感應點3實際上是肩胛骨頂端邊緣下方的一連串感應點（圖13.35）。如果覺得這塊骨頭邊緣（肩胛棘）下方疼痛或痠痛，用下面的姿勢來舒緩。

肩膀感應點3的舒緩姿勢：雞翅膀

　　→站著，背對牆壁，直接把手肘向後彎（看起來像雞翅膀），把手肘靠在牆上。軀幹保持筆直，讓靠著的手肘對肩膀關節施加些許壓力（圖13.36和圖13.37）。

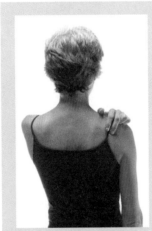
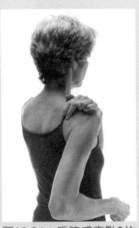
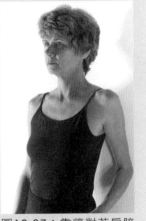

圖13.35：肩膀感應點3

圖13.36：肩膀感應點3的舒緩姿勢：雞翅膀

圖13.37：靠牆對著肩膀施壓

肩膀感應點4

　　肩膀感應點4位於肩胛骨中間。你可以把拇指和食指放在別人肩膀骨頭下方的V字上，找到肩胛骨的中心。感應點就在拇指和食指中間。你可以用一邊的手臂穿過另一邊肩膀的上方或下方，找到肩胛骨的中心（圖13.38）。

肩膀感應點4的舒緩姿勢：火雞翅

　　➜站著，背對牆壁，把手肘向後彎，稍微往側邊伸出去。做這個姿勢時，注意你的手肘要打開一點，而不是直接往後向上抬起；我們稱這個姿勢為「火雞翅」，和舒緩肩膀感應點3的「雞翅膀」略做區分。把手肘靠到牆上。穩定軀幹，讓靠牆的手肘產生壓力，推向肩膀關節（圖13.39到圖13.40）。

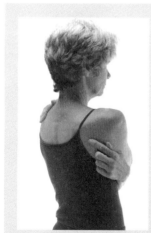 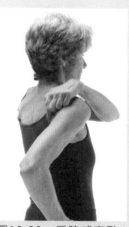 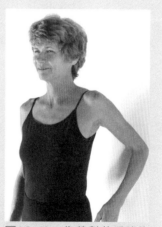

圖13.38：肩膀感應點4　　圖13.39：肩膀感應點4的舒緩位置：火雞翅　　圖13.40：靠牆對著肩膀施壓

肩膀感應點5

　　肩膀感應點5是手臂或軀幹後方一連串的感應點，在腋窩的兩側。手臂和軀幹在腋窩後方構成一個倒V字，這裡的痠痛點可以用來當作下面舒緩姿勢的感應點（圖13.41）。

肩膀感應點5的舒緩姿勢：手臂下垂

　　→躺在床鋪或沙發的邊緣，把手臂朝著地板垂下。轉動手臂，讓掌心向上。如果覺得很舒適，不會拉緊肩膀，用這個姿勢掛著手臂，持續1分鐘，完全放鬆（圖13.42）。

　　把手臂掛在這個舒緩姿勢時，可以用放了枕頭的椅子來支撐手臂，提升舒適度。

　　把手臂放回身側，動作要輕柔緩慢。

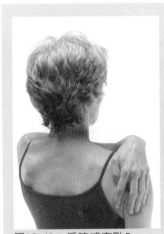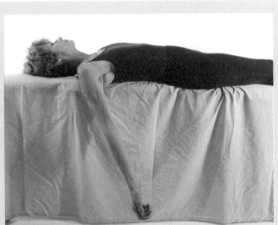

圖13.41：肩膀感應點5　　圖13.42：肩膀感應點5的舒緩姿勢：手臂下垂

肩膀感應點6

肩膀感應點6位於手臂側邊的肌肉群中，大概是短袖邊緣的位置。這個感應點位於三角肌鼓起處的中心（圖13.43）。手肘舉起，直角向側邊打開時若感到疼痛，會在這個點感應到。

通常肩膀受傷時，這個點的疼痛會最後消失，所以要有耐心，舒緩姿勢或許要過一陣子才會發揮功效。

肩膀感應點6的舒緩姿勢

➡坐在桌子旁邊，彎起手肘，把手肘放在桌面上，手心朝上，並朝著前方。身體務必要靠近手肘。把重心移向手肘，對著肩膀關節施壓（圖13.44）。如果把手指輕輕放在感應點上，指尖會感受到細微的跳動或放鬆。

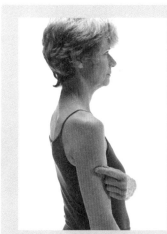 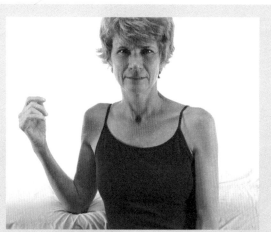

圖13.43：肩膀感應點6　　圖13.44：肩膀感應點6的舒緩姿勢。從手肘對著肩膀施壓

肩膀感應點7

　　肩膀感應點7是上臂前方的一連串感應點，就在肱骨上，腋窩旁邊（圖13.45）。

肩膀感應點7的舒緩姿勢

　　➡面對牆壁站著。將另一側手的拇指輕輕放在感應點上，用手抓住痠痛的上臂。朝著腋窩揉捏上臂的皮膚和肌肉。

　　抓住痠痛的地方，把患側手臂的手肘彎起，抬到臉孔的高度，要保持舒適。然後把手掌對著臉孔（圖13.46）。維持這個姿勢，將患側手肘靠在牆上，從手肘對著肩膀關節施壓（圖13.47）。

肩膀感應點7的等張舒緩運動：手伸出披肩招便車

　　做等張運動時要對抗阻力，可讓肌肉張力恢復均衡，通常能快速

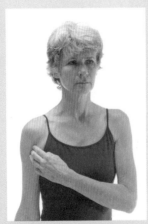

圖13.45：肩膀感應點7

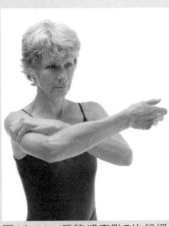

圖13.46：肩膀感應點7的舒緩姿勢

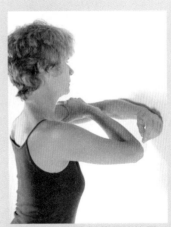

圖13.47：靠牆對著肩膀施壓

消除疼痛，對這個感應點也很有效。有關等張運動的大致資訊，請參見第一章。

　　我女兒二十四歲，常抱怨手臂痠痛，要我幫她治療。舒緩了所有手臂和肩膀的感應點後，她仍覺得不舒服。我教她這個等張練習，來調整、強化、平衡她活動範圍內的肌肉。做了練習後，她的疼痛終於消失了。常做這項練習，有助於增強肌肉力量，恢復效用和機能。

　　➡這個等張練習的準備動作和舒緩姿勢一樣：把另一側的拇指放在感應點上，抓住患側上臂，朝著腋窩揉捏肌肉。彎起手肘，舉高到臉前，要保持舒適，然後轉動掌心對著臉（圖13.48）。

　　從患側的大拇指開始做「搭便車」的動作，手掌在面前揮舞，就像擋風玻璃上的雨刷，另一隻手則抓住剛才捏住的上臂，對動作持續施加些微的阻力（圖13.49）。讓上臂緩慢平順地轉動抵過另一隻手提供的阻力（下頁圖13.50和13.51）。

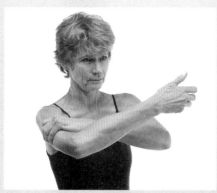

圖13.48：朝著痠痛點轉動上臂，把手舉到臉前

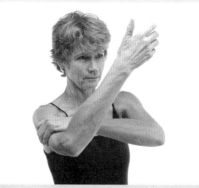

圖13.49：開始對抗另一隻手的阻力，移動手臂

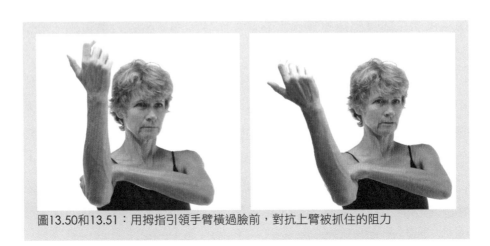

圖13.50和13.51：用拇指引領手臂橫過臉前，對抗上臂被抓住的阻力

肩膀感應點8

　　這個姿勢的感應點位於肩膀關節的外側，在鎖骨和肩胛骨會合處外側凹陷的地方（圖13.52）。

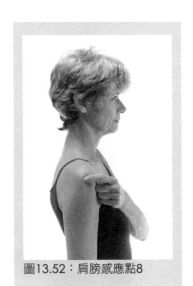

圖13.52：肩膀感應點8

肩膀感應點8的舒緩姿勢

　　➡站著，患側向著牆壁，彎起手肘，把手臂朝側邊抬到高於肩膀的高度。把手肘靠在牆上，朝著肩膀關節施壓（圖13.53和圖13.54）。

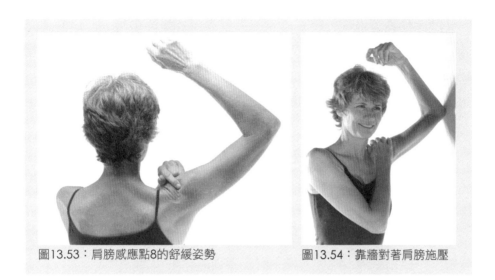

圖13.53：肩膀感應點8的舒緩姿勢　　　　圖13.54：靠牆對著肩膀施壓

✿ 舒緩肩膀的等長練習

　　為了避免疼痛，身體通常會約束和收縮周圍的肌肉，限制活動範圍。然後由於害怕疼痛，便一直停滯在這個狀態。靜止不動或許能在當下避免疼痛，卻也會引發代償性緊繃和停滯狀態，限制身體活動和妨礙機能。在骨骼與身體自我矯治療法中，我們用等長運動促進神經系統重建正常的動作和機能。對抗阻力的等長運動讓我們學會如何消除受限的模式，得到力量。

　　下面的練習有助於打斷停滯模式，因為停滯模式會阻礙肩膀放鬆，也無法自然地融入機能動作。對僵硬肩膀的效果非常好。

做等長或等張練習時，一定要先找到最舒適的姿勢。從這個姿勢開始對抗阻力運動（此處是對著牆壁），來打斷緊繃的模式。處理肩膀的問題時，要從下臂和手肘開始動作，而不是軀幹。在等長練習結束時，一定要完成你想做的動作，讓肌肉感受到動作全部完成。

背牆，手肘放在側邊

你可以同時運動兩側的手肘，喚醒身體回到挺直的姿勢。這個技法對年長者來說特別有效。

→站著，背對牆壁，手肘在身側彎曲，雙手向前延伸。手肘輕推牆壁，持續10秒鐘，同時想像手肘穿過牆面（圖13.55）。

向前踏一步，消除阻力，同時繼續讓手肘完成預定的動作。放鬆地完成最後的動作，做完這個等長練習（圖13.56）。

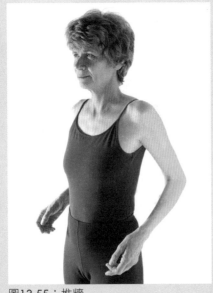

圖13.55：推牆

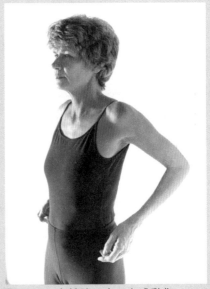

圖13.56：向前踏一步，完成動作

側對牆壁，手肘放在身側

➡站著，側對牆壁，手肘在身側彎起，手向前延伸。

下臂和手肘推牆10秒鐘，然後放鬆（圖13.57）。

拉開和牆壁之間的距離，讓手肘朝著側邊抬起，抬高到完成預定的動作（圖13.58）。

側對牆壁，手肘放在身前與肩同高

➡站在牆邊，手肘與肩同高，下臂橫過身體前方。

手肘和上臂後方推牆，持續10秒鐘，同時想像手臂輕易地穿過牆壁（下頁圖13.59）。

10秒後，拉開與牆壁之間的距離，讓手肘和手臂朝著想要移動的方向擺動回去，然後再向前擺動（下頁圖13.60）。

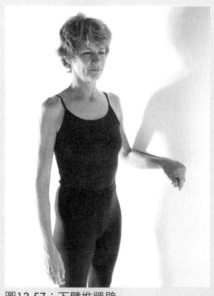

圖13.57：下臂推牆壁

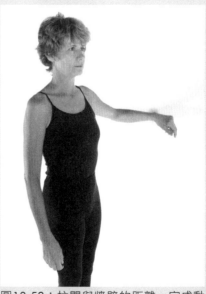

圖13.58：拉開與牆壁的距離，完成動作

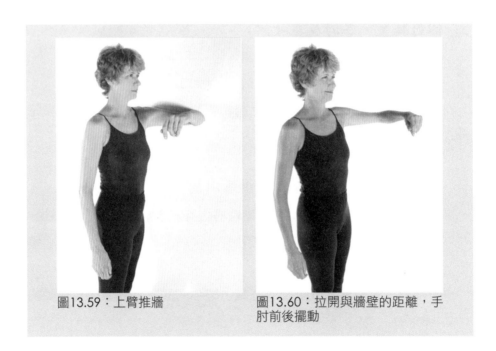

圖13.59：上臂推牆　　　　　圖13.60：拉開與牆壁的距離，手
　　　　　　　　　　　　　　肘前後擺動

面牆，手肘在腰間

→面牆，彎起手肘，把上臂放在身體前方腰的高度，手掌朝下。
用上臂後側推牆，想像手臂從軀幹畫一道弧線，向上移至臉前方（圖
13.61）。

　　推10秒鐘後放開。拉開與牆壁的距離，完成想像中的弧形動作
（圖13.62）。

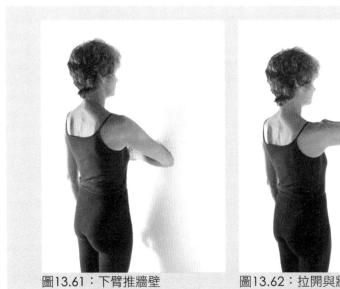

圖13.61：下臂推牆壁

圖13.62：拉開與牆壁的距離，完成動作

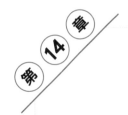

第 14 章

手臂、手肘、手腕和雙手

　　肢體表達必須透過手臂和雙手，讓我們可以伸手出去拿到想要的東西、拉過來看個清楚，或者不喜歡的話就推開。需要保護和防禦時，需要手臂和雙手，想要擁抱朋友，也需要手臂和雙手。溝通時我們會揮手和打手勢，或用特殊的手掌和手指動作對聽障人士「說話」。我們透過觸覺發現和撫慰、測量和描述，視障人士則用觸覺來閱讀和定向。

　　肩膀、手臂、手肘、手腕和雙手合在一起，給人高度的活動力和靈活度。大幅度的動作和精細動作要靠肌肉和神經的互動來協調。感官和動作神經在脊椎神經和許多肌肉群之間來回傳遞神經衝動，我們才能完成無可計數的工作。我們可以快速正確地打字，也能優雅精確地揮動高爾夫球桿。我們可以正確地丟球，或把線穿在針上。

　　一個區域的運作會影響另一個區域的機能，肩膀和頸部肌肉緊繃，可能會在手或手肘上引起疼痛。認識脊椎、肩膀、手臂、手肘、

手腕和雙手之間的交互關係，我們就更能了解為什麼要處理所有的鄰近區域，進而更有效地對付緊繃、疼痛和不適。

⌘ 臂叢神經的解剖結構

臂叢神經是神經網路，起點在脖子的最後四塊椎骨，穿過肩膀前方和鎖骨下方，然後四散開來，延伸到手臂和手掌的肌肉中（圖14.1）。

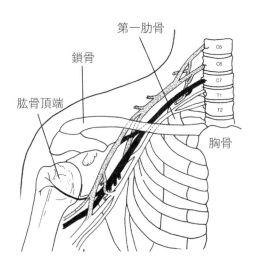

第一肋骨

鎖骨

肱骨頂端

C5
C6
C7
T1
T2

胸骨

圖14.1：臂叢神經（前視圖）。取自《圖解肌肉骨骼解剖結構基本要點》第四版，習耶格和亞當斯著。

臂叢神經不論何處變得緊繃，都會影響身體機能，導致行動不便或種種感覺，例如手臂隱隱作痛或手指刺痛。這套神經網路交織穿過數個身體部位，展現出頸部、肩膀、肋骨、手臂、手腕和手的相互連結。因此我們要處理所有鄰近區域，維護各個部位彼此之間的靈活度和機能關聯。最好從舒緩第一肋骨開始（參見第十二章），因為第一肋骨是頸

部、肩膀和肋骨的交會處。

⌘ 手臂的舒緩姿勢

　　前方或後方的痠痛點若覺得痠痛，表示肩膀、手臂和手的循環不良。覺得手臂不適時，隨時做這兩個舒緩姿勢。一次處理一個點，繞著痠痛處擺位，恢復舒適的感覺。

　　更年期時通常會出現手臂、手和肩膀疼痛的症狀，原因可能和內分泌有關。內分泌失調時，記得用第三章舒緩髖部旋轉和骨盆的方法。舒緩手臂神經痛的其他姿勢則可參見第二十章。

手臂前側痠痛點的舒緩姿勢：交叉手臂

　　手臂痠痛或循環不良的痠痛點位於上胸部外側，就在手臂和軀幹相連處下方。也就是說你可以在第三、第四和第五肋骨上的胸小肌上找到痠痛點（圖14.2和14.3）。

　　➞輕輕抓住患部手肘上方的痠痛點，把患側手臂慢慢橫向帶過身體，在痠痛點周圍製造出凹陷，來舒緩痠

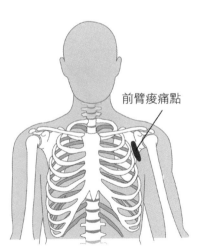

前臂痠痛點

圖14.2：前臂痠痛點

痛。患側手臂依然橫過身體，另一隻手放開，保持放鬆，檢查痠痛點
是否緩解（圖14.4）。維持這個姿勢10~20秒。

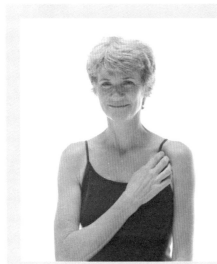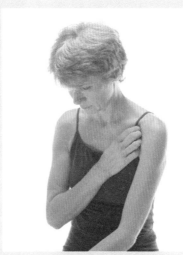

圖14.3：找到前臂痠痛點　　　　　　圖14.4：手臂交叉身體來舒緩痠痛

手臂後側痠痛點的舒緩位置：「求饒」或「認輸」

　　手臂後側的疼痛感應點位於肩胛骨上方內側邊緣，跟第一、第
二、第三肋骨同高（下頁圖14.5和圖14.6）。

　　➔將患側手臂放在身後，彎起手肘。將另一隻手也放到身後，輕
輕抓住患側手臂的手腕，將手肘朝著非患側拉過身體。不需要「求
饒」，但你可以想像自己投降，放開肩膀關節前方，效果還不錯。保
持這個姿勢10~30秒（下頁圖14.7）。

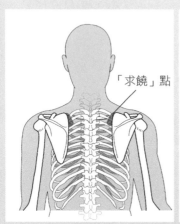
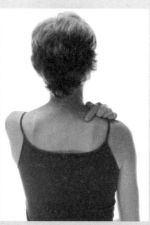
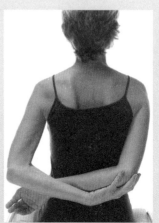

「求饒」點

圖14.5：「求饒」點　　　　圖14.6：找到「求饒」點　　　圖14.7：肩胛骨的舒緩姿勢

謹記：如果手臂疼痛難以舒緩，或許要用到頸部、上背部和第一肋骨的舒緩姿勢，以及舒緩肩膀、手臂、手肘和手腕。

上臂的緊繃疼痛通常可用肩膀的舒緩姿勢和練習來處理，尤其是肩膀感應點6的舒緩姿勢和肩膀感應點7的搭便車等張練習。第二十章也會介紹如何舒緩手臂。

⌘ 手肘

手肘是「中間」的關節，連接手腕和肩膀，必須承受特殊類型的壓力。就像膝蓋控制來自腳踝和髖部的動作，手肘也是肩膀和手腕緊

�的中介。治療手肘時，別忘了鄰近的部位：一開始時先舒緩肩膀和
手腕，然後再舒緩手肘。如果你有「網球肘」，這個程序特別重要。

　　舒緩手腕的等張運動也能有效地讓下臂肌肉張力恢復平衡，紓解
手腕不適和疼痛。

解剖結構

　　手肘是手臂上的樞紐，上臂骨骼（肱骨）連接到下臂骨骼（橈骨
和尺骨）形成手肘關節。手臂上大拇指這邊的骨頭叫做橈骨；尺骨則
在小指頭那一側。手肘關節有一條強壯的
韌帶繞住橈骨頂端。這條韌帶和兩根前臂
骨骼之間的骨間膜讓手臂得以旋轉，橈
骨便能轉到尺骨上方，手心才能朝上（圖
14.8）。

手肘的屈曲和伸展舒緩

　　這個練習也可以叫作「從原點開始施
壓」。有一次，朋友出了車禍，我被召去
醫院。她正處在所謂的半醒昏迷狀態，雙
眼張開坐起來，但似乎神遊物外，她的四
肢緊緊收縮，我只好握住她的手，從手掌
對著手腕施壓。護士來幫她量血壓時，想
把她的手肘拉直，卻得和強烈的肌肉收

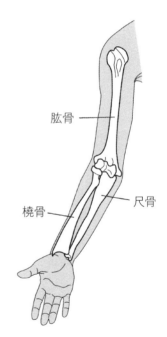

肱骨

尺骨

橈骨

圖14.8：手肘的解剖結構

縮奮戰。我建議護士不要用蠻力處理攣縮，可以從手腕順著骨頭的方向對手肘關節施壓。她一試，朋友的手肘立刻伸長了。護士看著我，一臉驚訝，我向她保證，肌肉拉緊痙攣時都可以用這個方法處理。碰到肌肉緊繃時，記住療法的簡單原理，一定有幫助。

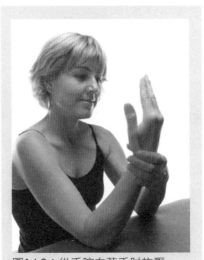

　　➡首先，看看手肘骨頭是否能輕鬆地完全彎曲（屈曲）和拉直（伸展）。如果彎曲和拉直時感受到阻力，從覺得舒服的姿勢開始處理手肘問題。

　　屈起手肘，放在桌面上，感到不適要立刻調整。用另一隻手握住這隻手的手腕，然後把前臂朝著手肘方向壓10~30秒（圖14.9）。

圖14.9：從手腕向著手肘施壓

擴大手肘活動範圍的等長練習

　　等長練習可以擴大活動範圍。一天內，你可以每隔2個小時就做這些等長練習，溫和提醒身體自行擴大活動範圍的能力。

　　別忘了，身體一次只能接受少量的變化。不要太費力，也不要期待出現劇烈的變化；放慢步調，持續不懈，讓身體慢慢融入變化，效果會更好。有時我們做的或許看似微不足道，但時候到了，身體就會自發反應，讓我們看到聚沙成塔的結果。

增加手肘屈曲（彎曲）的等長練習

→同上，把手肘放在桌面上，在能力所及的範圍內彎曲手肘，要注意自己是否感到舒適。用另一隻手對著手腕內側施加輕柔的壓力，同時繼續彎曲手肘。提供阻力的手讓手肘無法更加彎曲，但不會反轉手肘彎曲的方向。少量的阻力正好抵銷了動作的力量，才能達到最高的效能。

腦海中一定要想像手臂完成了預定的動作。

輕輕施加阻力10秒，然後放開，完成手肘彎曲的動作（圖14.10）。慢慢地用另一隻手被動地屈曲和伸展手臂，檢查手肘的屈曲能力是否改善了。注意活動範圍是否擴大了（圖14.11）。

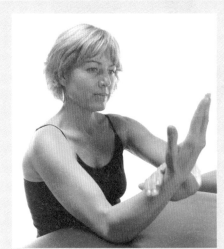

圖14.10：嘗試提高手肘彎曲度，同時施加阻力

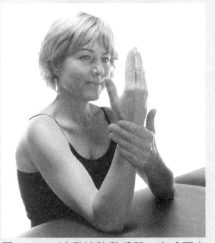

圖14.11：被動地移動手臂，完成預定的動作

增加手肘伸展（拉直）的等長練習

→如果手肘無法完全拉直，彎曲手肘放在桌面上，保持舒適。用另一隻手輕壓手腕背面提供阻力，同時想辦法拉直手臂。提供阻力的手防止另一隻手移動，但不會壓過預定的動作。少量的阻力正好抵銷了預定動作的力量，才能達到最高的效能（圖14.12）。腦海中一定要想像手臂完成了預定的動作。輕輕施加阻力10秒，然後放開，完成手肘伸直的動作。檢查手肘是否能更輕鬆拉直（圖14.13）。

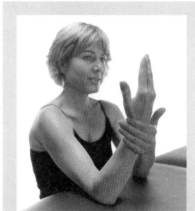

圖14.12：想辦法拉直手臂，同時施加阻力

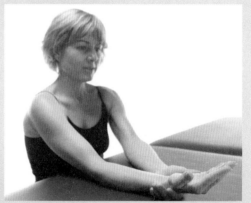

圖14.13：被動地移動手臂，完成預定動作

⌘ 網球肘痠痛點

你可能會發現手肘骨頭頂端周圍有些痠痛點。在手肘兩側上方和

下方靠近肱骨、橈骨、尺骨頂端的地方尋找痠
痛點（圖14.14到圖14.16）。也可以在骨頭之
間的肌肉和組織尋找痠痛緊繃的地方。

舒緩手肘痠痛點

一次處理一個痠痛點就好。

→彎起手肘，放在桌面上，手掌懸空，另
一隻手按住痠痛點。把前臂朝著一個方向旋
轉，檢查痠痛點，然後再朝另一個方向旋轉，
再比較痠痛的感覺（下頁圖14.17到圖14.8）。

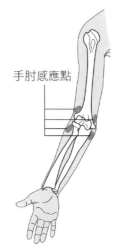

手肘感應點

圖14.14：手肘痠痛點

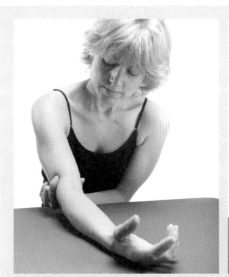

圖14.15：在手肘關節上方尋找痠痛點

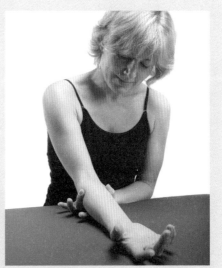

圖14.16：在手肘關節下方尋找痠痛點

　　朝著比較能舒緩痠痛的方向旋轉前臂，然後從手腕輕輕按壓至手肘關節。保持姿勢，按壓10~30秒（圖14.19）。

舒緩網球肘痠痛感應點的等長和等張練習

　　用等長或等張練習較能有效處理手肘疼痛，舒緩下臂骨頭間的緊繃。肌肉張力不平衡而導致緊繃和痠痛時，等張練習特別有效。

　　→擺位方法同上，轉動前臂到能消解痠痛的姿勢（圖14.20）。用另一隻手抓住手腕或前臂，提供輕柔的阻力，同時手想辦法繼續旋轉（圖14.21）。如果選擇等長練習，阻力要恰好能抵銷手臂轉動的力量，所以手臂完全不會轉動。如果要嘗試等張，只需施加足夠的阻力，讓被握住的那手手臂仍能慢慢地轉動。等長（不允許轉動）通常有助於舒緩，擴大活動範圍；等張（允許活動）則有助於消除緊張，

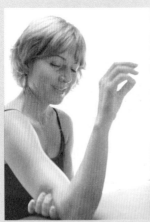

圖14.17：轉動手腕，然後檢查痠痛的感覺

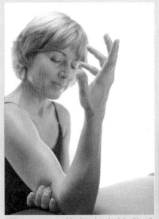

圖14.18：換個方向轉動手腕，然後檢查痠痛的感覺

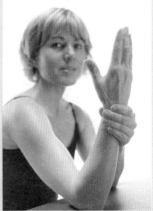

圖14.19：朝著比較不痠痛的方向轉動手腕，然後從手腕漸漸按壓至手肘

恢復前臂的肌肉張力。要敏銳察覺自己提供的阻力。不要太用力。你
希望肌肉恢復正常，但不要拉緊。

　　施加阻力7~10秒後，讓旋轉繼續，完成預定的動作（圖14.22和圖
14.23）。

　　實驗三種舒緩方法：按壓、等長和等張，看看哪種最能舒緩痠痛
點。

⌘ 手腕和手的解剖結構

　　手腕關節是前臂的兩根骨頭（大拇指側的橈骨和小指側的尺骨）
和手掌兩排八塊小掌骨的第一排會合的地方。手腕可以屈曲和伸展

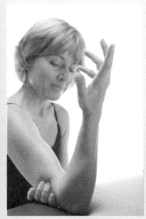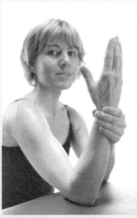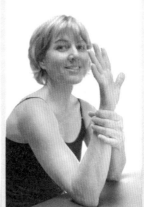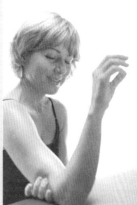

圖14.20：轉動手腕，然　圖14.21：施加阻力，但　圖14.22：完成預定的動作　圖14.23：重新檢查痠痛點
後檢查痠痛點的感覺　　讓手腕能慢慢轉動

（手掌朝手腕彎曲和手背朝前臂移動）、外展和內收（朝著拇指和朝著小指的側向移動），以及畫圓旋轉手腕和手（圖14.24）。

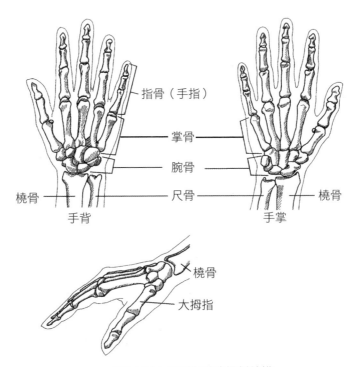

指骨（手指）

掌骨

腕骨

橈骨　　　　尺骨　　　　橈骨

手背　　　　　　手掌

橈骨

大拇指

圖14.24：手腕和手的解剖結構

⌘ 手腕的舒緩姿勢

手腕和手指可能會因為外力或過度使用而扭傷或拉傷，或因為關

節炎而緊繃痠痛。下面提供的舒緩姿勢技法可以消除這一帶的發炎、
疼痛和痠痛。下面的舒緩姿勢都需要從手壓向手腕。在評估、擺位和
按壓時，別忘了動作要緩慢輕柔。

屈曲／伸展

→彎曲手腕，把手掌朝著手腕彎起來。然後伸展手腕，手背朝著
前臂移動。感受哪個姿勢比較舒服。用另一隻手把患側的手放到最舒
服的位置，然後從手朝著手腕輕壓，維持這個姿勢10秒鐘（圖14.25到
14.27）。

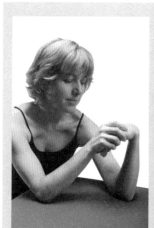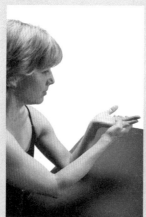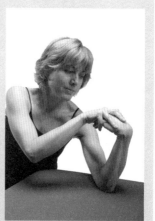

圖14.25：手腕屈曲　　　　圖14.26：手腕伸展　　　　圖14.27：用比較舒服的姿
　　　　　　　　　　　　　　　　　　　　　　　　　　　　勢，朝著手腕按壓

側彎

➡側彎手腕，讓大拇指靠近手腕，然後朝著相反方向側彎手腕，讓小指靠近手腕（就像舊式時鐘的鐘擺）。同樣地，注意哪個方向比較舒服。

用另一隻手把患側的手放到最舒服的位置，然後從手朝手腕輕壓（圖14.28和圖14.29）。維持這個姿勢10秒鐘。

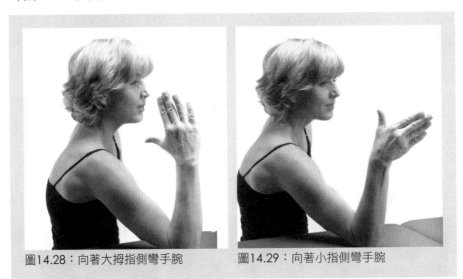

圖14.28：向著大拇指側彎手腕　　圖14.29：向著小指側彎手腕

手腕轉動

➡把手肘放在桌面上。轉動手腕，先讓手掌對著你的臉，然後反轉，看看哪個方向比較舒服。再度轉動到最舒服的位置，然後輕抓住手，從手按壓至手腕（圖14.30到圖14.32）。維持這個姿勢10秒鐘。

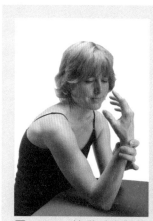
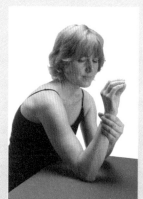
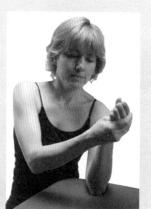

圖14.30：轉動手掌對著
你的臉

圖14.31：轉動手掌，手
背對著臉

圖14.32：選擇比較舒服
的方向，朝著手腕按壓

手腕畫圓

→慢慢畫圓轉動手腕，感覺哪邊覺得緊繃、疼痛或不適，或者動作有些不順或出現阻力（下頁圖14.33到14.39）。然後把手腕直接移動到遠離不順、不適或阻力的位置。也可以把手腕轉動到緊繃出現前的位置。用另一隻手輕輕把手朝著手腕按壓（下頁圖14.40）。持續按壓10秒鐘。

手鐲點

→輕按手腕周圍，包括腕骨頂端，尋找痠痛點或緊繃的地方。找到痠痛的地方，繞著痠痛點輕輕彎曲手掌，以便減輕疼痛。彎曲手掌的時候或許要稍微轉動整隻手，好找到適合的角度。從手朝著手腕輕

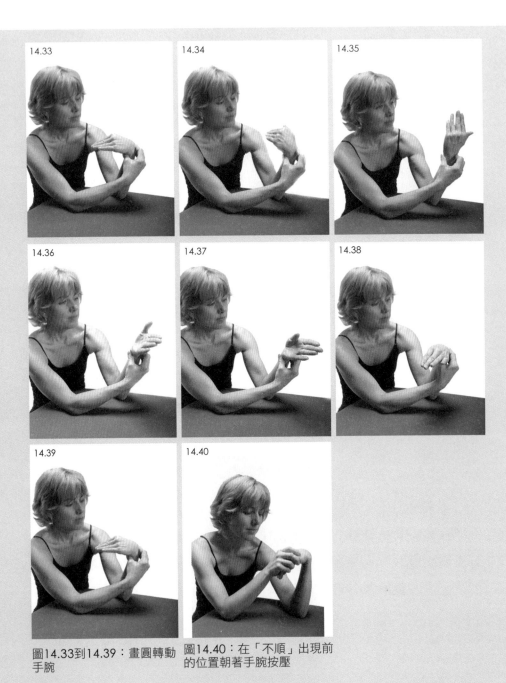

圖14.33到14.39：畫圓轉動
手腕

圖14.40：在「不順」出現前
的位置朝著手腕按壓

壓，10秒鐘後放開，回到自然的位置（圖14.41到圖14.43）。

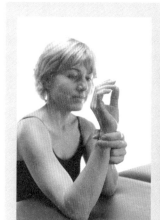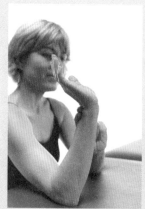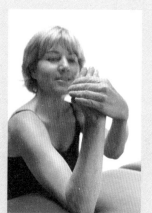

圖14.41：手鐲點　　　圖14.42：繞著痠痛點彎曲　　　圖14.43：朝著手腕按壓

⌘ 手的解剖結構

手天生就具備靈巧、有力、敏捷的特性，能夠抓、握、推，也能做很細微的動作。

我曾花整整一個小時的時間治療小提琴家和其他音樂家的手指和雙手。一位演奏小提琴的女性手上開始出現關節炎的症狀。我輕柔轉動和按壓她每根手指的每個關節，幫助她舒緩疼痛和僵硬，並且提升她保持手靈活和敏捷的能力。

手上有八塊小腕骨，五根連接腕骨和指頭的掌骨，以及十四根分

屬指頭和大拇指的指骨或獨立的骨頭（圖14.44）。

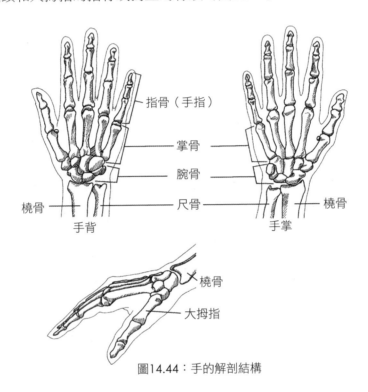

指骨（手指）

掌骨

腕骨

橈骨　　　　　　尺骨　　　　　　橈骨

手背　　　　　　　　　　手掌

橈骨

大拇指

圖14.44：手的解剖結構

❀ 舒緩手和手指

　　手上的每個關節都有可能出現緊繃或扭傷；你可以用最舒服的擺位和按壓來舒緩每個關節。

　　找到不舒服的地方，花點時間細細探索和確認兩根骨頭的相對位

置。在探索的過程中,你可以感覺到肌肉停滯的方向,按壓的方式要能稍微縮短緊繃的肌肉,抽離深埋的緊張。可以擠壓手上的兩根長骨頭,或者從指尖往下按壓至最近的關節。細心實驗,找出能夠縮短緊繃肌肉和帶來紓解的位置。

持續按壓十至三十秒,然後放開,朝著跟按壓相反的方向輕緩拉扯,伸展手和手指。

檢查手的靈活度和痠痛點

➜用一隻手握住另一隻手,用拇指指腹輕輕觸碰,按摩這隻手的手掌(圖14.45到圖14.47)。有什麼感覺?骨頭間是否有東西在動?骨頭間是否有拉緊或緊繃的地方?手的屈曲(彎曲)正常嗎?有沒有彈性?是否找到痠痛點?

找到痠痛點後,繞著痠痛點彎曲手,輕輕擠壓手掌,讓大拇指靠近小指(圖14.46)。擠壓10~30秒後放開。重新觸診,看看有什麼變化(圖14.47)。或許需要嘗試不同的按壓角度(圖14.48)。

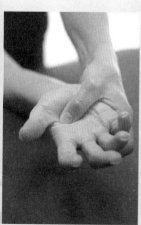

圖14.45:尋找痠痛點

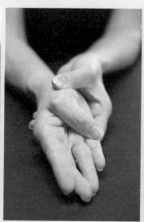

圖14.46:擠壓手掌

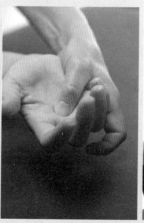

圖14.47:尋找痠痛點

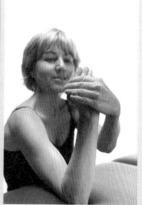

圖14.48:繞著痠痛點彎曲,然後按壓

檢查和擴大手指的活動範圍

→檢查手指伸展（伸直）和朝著手掌屈曲（彎曲）的能力。

治療手指時，可以一次處理所有的手指，也可以逐一處理。要治療手指關節的緊繃或疼痛，只要盡量彎曲手指，但不要超出舒適的範圍，然後從指尖朝著最近的關節處輕壓（圖14.49）。稍微旋轉若能讓手指關節覺得更舒服，屈曲手指後，稍微旋轉再加以按壓（圖14.50）。持續按壓10~20秒，放開，動一下手指，探索更寬廣的活動範圍。

如果所有手指都比較習慣屈曲，就讓它們更加彎曲一些；用另一隻手將所有手指擠壓向手掌，停住10~20秒後放開（圖14.51）。然後被動地移動手指，檢查伸展程度是否增加，便能判斷活動範圍是否擴大了。

如果患有掌肌膜攣縮症，手指屈曲，手掌收縮出現脊狀線，請使用第二十章的「舒緩派克反射點」。

如果你的手指一直彎曲無法伸直，可以用等長練習拉直指頭。讓手指停留在最舒服的屈曲姿勢，同時對抗阻力伸展（伸直）。嘗試對抗阻力7~10秒，然後放開（圖14.52）。做完等長練習後，輕輕拉直指頭，完成預定的動作（圖14.53）。

別忘了，施加阻力時，不要太用力按壓關節；只要讓手指感受到能夠抵銷阻力即可。

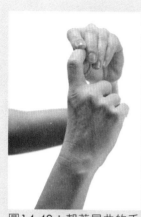

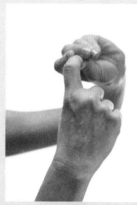

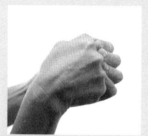

圖14.51：擠壓屈起的手
指

圖14.49：朝著屈曲的手
指關節按壓

圖14.50：扭轉，朝著關
節按壓

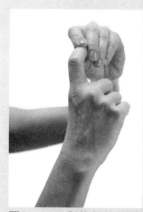

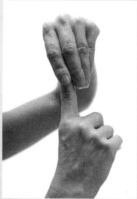

圖14.52：對抗輕柔的阻
力，想辦法拉直手指

圖14.53：做完等長練習
後輕拉手指

舒緩手指

　　→如果手指或大拇指屈曲時覺得不舒服，從手指朝最近屈曲的關節按壓。如果手指覺得朝著某個方向旋轉比較舒服，扭轉後再按壓（圖14.54）。有時候關節一側的骨頭似乎朝著某個方向旋轉比較舒服，而另一側的骨頭卻是朝著相反方向比較容易扭轉。務必要先找出每個關節較能適應的旋轉方向。若能找出特定的偏好和停滯角度，就能順利舒緩關節周遭細微的停滯模式。

　　如果手指能稍微屈曲，但無法捲曲碰到手掌，彎曲到最舒服的位置，然後朝著最近的關節按壓（圖14.55）。所有的手指關節都如法炮製。按壓後，輕輕朝著手掌移動手指，然後張開，擴大屈曲程度。

　　也可以嘗試等長練習。伸直手指，在彎曲手指時用另一隻手提供阻力，停住7~10秒。停止施加阻力後，被動地擴大手指屈曲的程度，完成預定的動作（圖14.56和14.57）。在練習時，別忘了在心中想像手指繼續屈曲。

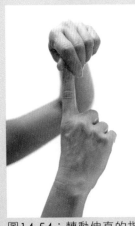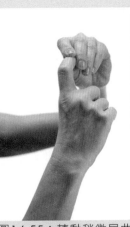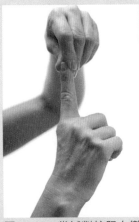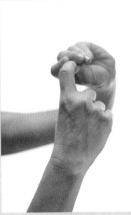

圖14.54：轉動伸直的指頭，按壓指頭上的各個關節　圖14.55：轉動稍微屈曲的指關節，並且朝著彎曲的關節按壓　圖14.56：嘗試對抗阻力彎曲手指　圖14.57：做完等長練習後，輕輕彎曲手指

轉動手指和大拇指

➡把每根指骨轉動或扭轉到最舒服的位置，然後朝著離該指骨最近的關節按壓，來舒緩每一根手指和每一個關節（圖14.58和14.59）。有時候，關節某一端的骨頭習慣朝著某個方向旋轉，另一端的骨頭卻是朝著相反的方向扭轉感覺比較舒服。朝著比較容易轉動的方向處理個別的關節，然後朝著關節按壓即可。按壓10~30秒後放開（圖14.60到14.62）。

舒緩大拇指根部

➡在大拇指根部尋找痠痛點（圖14.63）。慢慢轉動拇指，對著手掌拉開或推向手掌，直到

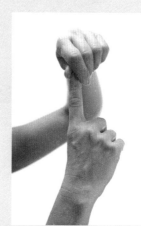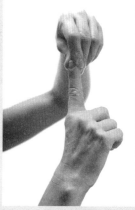

圖14.58和14.59：朝著比較容易轉動的方向旋轉和按壓

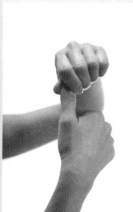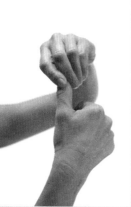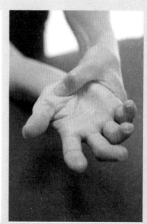

圖14.60和14.61：轉動大拇指

圖14.62：朝著比較容易轉動的方向旋轉，然後朝著稍微屈曲的關節按壓

圖14.63：在大拇指根部尋找痠痛點

你找到能夠消解痠痛的位置。然後輕輕抓住大拇指，朝著大拇指根部
和手腕按壓10~30秒（圖14.64和14.65）。

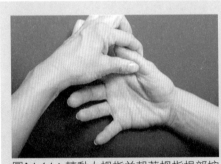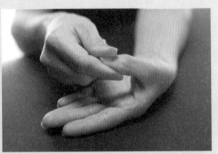

圖14.64：轉動大拇指並朝著拇指根部按　圖14.65：轉動大拇指並朝著關節按壓
壓

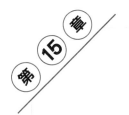

頸部

頸部可說是人體的「控制塔台」，因為頸部是大腦和身體其他地方的橋梁。我們想更進一步掌控生活時，頸部通常會變得緊繃難受。當我們發覺周遭環境令人無所適從時，可能會花更多的力氣去找回控制的感覺，結果卻只發現我們的頸部因此變得緊繃僵硬、疼痛難堪。

如果覺得力不從心，休息一下，感受一下脖子的狀況，然後檢查全身的舒適度，按著自己的能力定下合理的期望，重新調整優先順序。更好的解決方法則是在無所適從的感覺出現前，就先舒緩頸部。

⌘ 頸部的解剖結構

頸部由七塊頸椎構成，從頭骨底部延伸到肩膀頂部胸椎開始的地方。在理想情況下，這些椎骨會形成稍微前傾的曲線（下頁圖15.1）。

大小肌肉群提供頸內的靈活度和彈性，均衡地支撐頭部。頸部可以屈曲（前彎）、伸展（後彎）、轉動（側向表示「不要」的姿勢）和側彎（耳朵靠向肩膀）。

　　頭部重約五公斤，頸椎排列不正，就可能導致頸部肌肉為了保持頭部平衡而緊縮。舒緩頸部的緊繃，恢復正常機能和支撐，就能擴大活動範圍和強化循環。

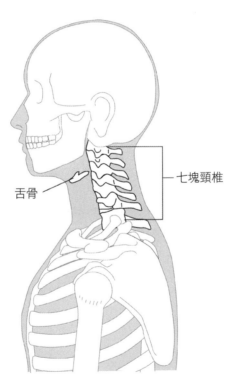

圖15.1：頸部的解剖結構

⌘ 頸部的舒緩姿勢

要紓解頸部不適時，我們要找到的舒緩和放鬆姿勢正好最接近身體在緊張時的姿態。縮短緊繃肌肉的姿勢，肌肉就有機會舒緩。比方

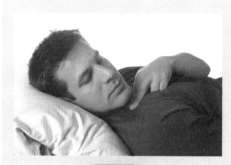

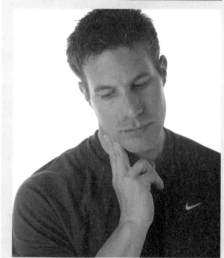

圖15.2和15.3：轉動頭部，朝著痠痛點側彎

說，如果頸部前方很緊繃，右邊很痠痛，可以低頭向前，然後稍微向右轉。

舒緩頸部的一般擺位

➡舒緩時用枕頭支撐頸部後方和頭部，讓下巴靠近胸口。慢慢將下巴向右微微轉動，幫助放鬆緊張的組織（圖15.2）。

在頸部側邊找到痠痛點時，結合轉動和側彎來鬆弛痠痛點周圍的區域，或許就能放鬆和舒緩緊繃的地帶（圖15.3）。

動作要放慢，好好摸索，便可調整繞著痠痛點擺位的位置，盡量放鬆緊繃或痠痛的區域。痠痛消失時，就代表你找到了最佳的姿勢。痠痛地帶的循環恢復

後，你會覺得這個地方沒那麼僵硬了，或許也會出現輕微的跳動。

如果頸部有好幾個痠痛或緊繃點，一次處理一個就好，從中間開始，然後處理下方的，最後處理上方的。別忘了，也要舒緩鄰近的區域，例如第一肋骨和肩膀。

⌘ 利用習慣活動範圍的一般舒緩姿勢

檢查頸部習慣的轉動和側彎方式時，動作一定要緩慢。如此神經系統才有機會舒緩和校正，你也有機會注意到什麼姿勢最舒服。如果動作太快，很有可能會跳過最佳的舒緩姿勢。

做這些舒緩姿勢時，可以坐著、站著或躺著。若身體極度緊繃或劇烈疼痛，仰躺著做練習，脖子就不用支撐頭部的重量，也能得到更好的支撐。如果在床上或地板上躺著做練習，要記得從頭部後方開始轉動的動作。讓頭慢慢左右轉動，感受頭部後方和身體下方平面接觸的感覺。

轉頭（轉動頸部）
→仰躺，感受頭部靠在床上或地板上的感覺，慢慢把頭轉向右邊，回到中間，然後轉向左邊，再回到中間。注意哪個方向比較舒服，比較容易轉動（圖15.4到15.6）。

轉向比較舒服的方向，停留10~30秒，然後回到中間。

換個方向，檢查活動範圍和舒適度是否提升。

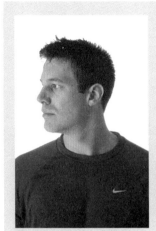 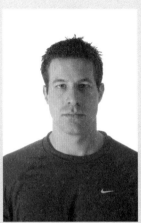 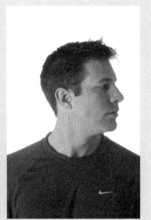

圖15.4：頸部向右轉動　　　圖15.5：轉回中間　　　圖15.6：頸部向左轉動

耳朵靠近肩膀（側彎頸部）

→讓耳朵慢慢朝著肩膀移動。注意動作是否碰到阻力或覺得不舒服。頭部回到中間，讓另一邊的耳朵向外側朝著肩膀移動。注意頸部往哪個方向移動會覺得比較舒適和輕鬆（下頁圖15.7到15.9）。

接著移到確切感到很舒服的位置。你可以用手撐住頸部，讓頸部停留在這個位置10~30秒，完全放鬆緊張。

回到中間，檢查活動範圍是否更均衡，舒適度是否提升。

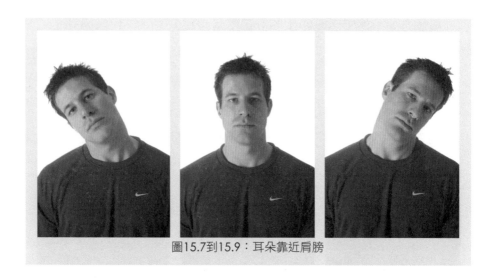

圖15.7到15.9：耳朵靠近肩膀

鼻子畫圓

→坐著或站著，輕柔緩慢地讓鼻子靠近胸口。從這個位置，輕輕將鼻子朝著肩膀移動，然後向上，慢慢用鼻子朝著天花板畫圓，然後向下移向另一邊的肩膀，最後回到對著胸口朝下的位置（圖15.10到15.18）。

用鼻子畫圓時，注意移動到哪邊會覺得受限或不舒服。大多數人會覺得圓圈的某側比較難畫，但另一側則比較放鬆，也比較靈活。慢慢把鼻子移到頸部覺得最放鬆的地方。在這個舒適的姿勢停留10~30秒（下頁圖15.19和圖15.20）。

然後慢慢用鼻子再畫一個圓，察看是否有變化或得到舒緩。

記得要換邊做同樣的動作。

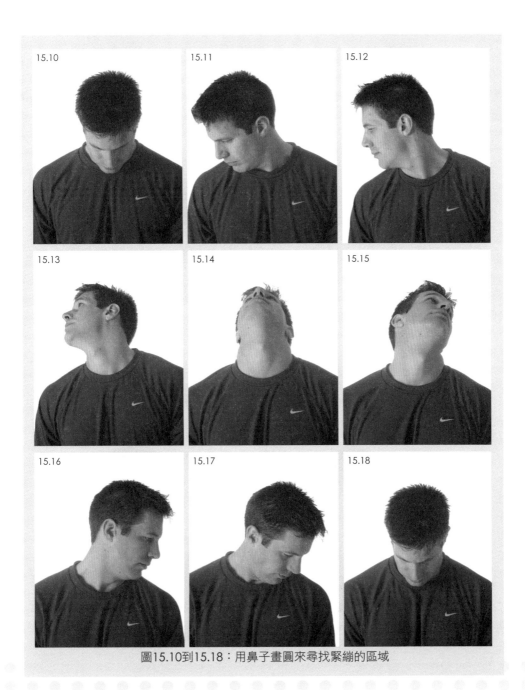

15.10　15.11　15.12

15.13　15.14　15.15

15.16　15.17　15.18

圖15.10到15.18：用鼻子畫圓來尋找緊繃的區域

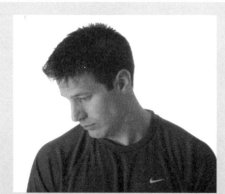

圖15.19：不舒服的地方

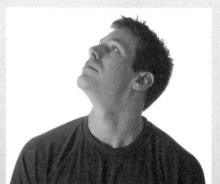

圖15.20：相對於不舒服或緊繃處的舒
緩姿勢

鼻子畫圓的另一個舒緩姿勢

➡用鼻子畫圓時，如果覺得受限或不舒服，回到感覺動作受限前
的那一點，找到覺得舒適的地方。讓頸部在這個舒服的位置停留10~30
秒。然後檢查受限的部位是否更能靈活移動（圖15.21和圖15.22）。

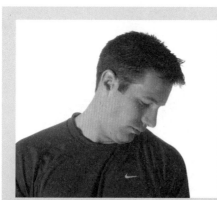

圖15.21：不舒服的位置

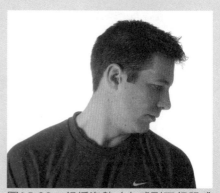

圖15.22：舒緩姿勢（在感到不舒服或
緊繃之前的區域）

頸背緊繃

→如果覺得頸背緊繃或痠痛，把手指放在痠痛點上。抬起下巴對著天花板，直到你的手指覺得組織鬆弛下來（圖15.23和圖15.24）。

放鬆頸部肌肉，維持這個姿勢30~60秒。如果你躺著做這個練習，伸展時可以用枕頭撐住頸部，促進肌肉放鬆。

你可以用這個姿勢來舒緩第一頸椎和頭骨會合的地方。也可以用「網球」舒緩姿勢來放鬆頭骨底部（參見第十六章「頭部和臉部的一般舒緩姿勢」）。

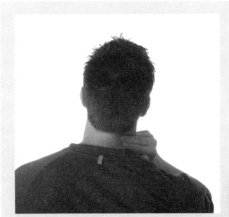

圖15.23：找到頸背緊繃的地方

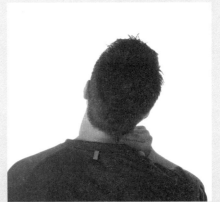

圖15.24：頸背緊繃的舒緩姿勢

頸部側邊

→如果你覺得頸側緊繃或痠痛，把中指放在緊繃處監測。輕緩轉動，向著緊繃側彎曲脖子，直到緊繃點鬆弛或開始跳動（下頁圖15.25

和圖15.26）。保持這個姿勢10~30秒。你可以維持這個姿勢久一點，加強放鬆緊繃的部位。

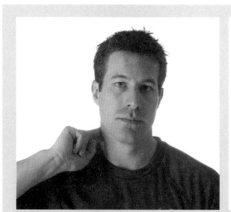

圖15.25：找到痠痛處

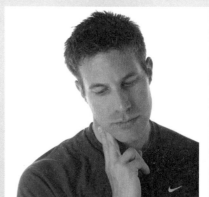

圖15.26：頸側痠痛點的舒緩姿勢

下頸部

→如果肩頸相連處覺得痠痛，先把頭朝著和痠痛點相反的方向轉動，準備做舒緩姿勢（右頁圖15.27）。接著把頭慢慢轉回中間（中線），一覺得痠痛點放鬆時就停下來。停留10~20秒（圖15.28）。

頸部前方

→如果覺得頸部前方感到緊繃、收縮或痠痛，頭部前傾，稍微側彎和旋轉，繞著痠痛點產生凹陷，直到痠痛點開始跳動或鬆弛。在這個舒服的姿勢停留10~30秒。

如果你躺著做這個練習，用枕頭撐住彎曲的脖子和頭部（圖15.29）。

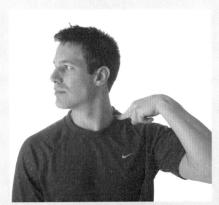

圖15.27：頭朝著和下頸部痠痛點相反的方向轉動

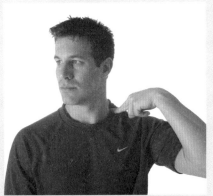

圖15.28：頭轉回中線，停在痠痛點鬆弛的地方

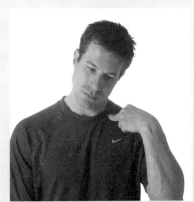

圖15.29：頸部前方的舒緩姿勢

治療頸部揮鞭性損傷

揮鞭性損傷的成因，是頸部先朝著某個方向快速移動，然後猛然挪回相反的方向。椎骨之間的小肌肉（內肌）會繃緊，以防止椎間盤和脊椎受傷。但有時在受傷後，這些小肌肉為求生存仍保持緊繃，妨礙身體自然回復靈活度。

揮鞭性損傷的舒緩方式，通常和用於頸部緊繃的方法相反。比方說，如果揮鞭性損傷患者的頸部右側很緊，或許需要向左彎（轉動和側彎）才能舒緩（圖15.30和圖15.31）。如果頸背感到緊繃，導致頸椎的自然前傾被拉平了，你可能需要向胸口屈曲頸部才能舒緩。

記得要慢慢摸索最舒服的位置在哪裡。觀察痠痛點是否鬆弛，組織是否放鬆。動作要緩慢輕柔，才不會刺激身體做出保護反應，妨礙舒緩。

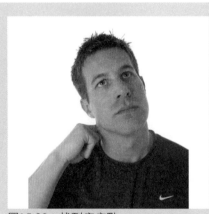
圖15.30：找到痠痛點

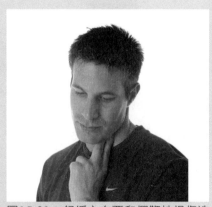
圖15.31：舒緩方向要和揮鞭性損傷造成的緊繃相反

舒緩頸部創傷

有些保護模式可能會留在頸部細小的內肌裡，需要更細膩的治療。在摩托車意外後，我的頸部對突然的動作變得非常敏感。我會結合細微的動作和冥想，消除頸部的敏感度。

如果你的頸部很敏感，反應性很強，可以做這個練習。覺得自己需要放鬆，而且有一段可以自行運用的時間，就可以做練習。

➡開始時先躺著，靜下心來，靜靜休息幾分鐘。用非常緩慢的速度把頭向旁邊轉0.3~0.6公分。然後休息幾分鐘，全身都要放鬆，開始神遊物外。

做完白日夢後，頭部再移0.3~0.6公分。全身一樣要保持放鬆，心裡什麼也不想。重點在於讓頸部和緊繃反射在旋轉脖子時（每個角度）都能得到舒緩（圖15.32到15.34）。

要更進一步釋放頸部的創傷，或許要多做幾次自療。每次舒緩時都要給自己足夠的時間。

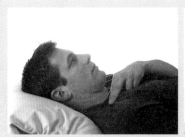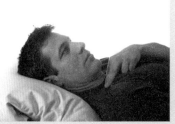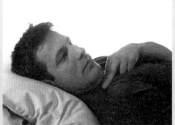

圖15.32到15.34：慢慢旋轉以舒緩頸部創傷

頸部的畫筆動作練習

　　這是我從亞莉山大的均衡張力法[1]課程中學到的另一個練習，能有效消除頸部緊繃。或許你一開始會覺得做起來有點傻氣或不好意思，但效果卻出奇得好。

　　➡用舒服的姿勢或站或坐，想像你的耳朵裡塞了一支畫筆或麥克筆。慢慢開始用耳朵中的畫筆在空氣裡畫畫，保持舒適。

　　身體的其餘部位都要跟著耳朵開始的動作。身體跟隨耳朵運動，不要讓自己覺得不舒服，花2~3分鐘在空氣中畫出你的經典名作（圖15.35到15.43）。

　　檢查頸部兩側的感受。把想像的畫筆換到另一邊的耳朵裡，再畫一次。

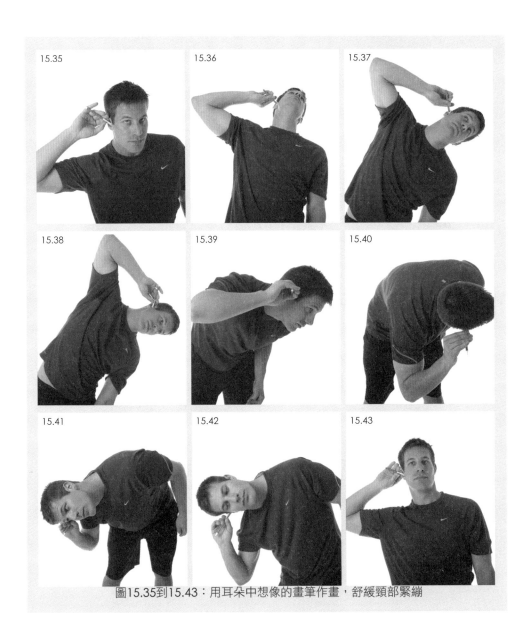

圖15.35到15.43：用耳朵中想像的畫筆作畫，舒緩頸部緊繃

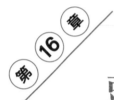

頭部、臉部、眼睛、耳朵和下巴

　　頭部覺得緊繃或疼痛，有時會讓人十分無助。用輕柔的動作治療臉部、鼻子、耳朵和頭部的問題，讓我們了解哪些動作能舒緩緊繃、產生舒適的感覺，以及帶來放鬆。

　　頭痛可能是身體其他部位緊繃或承受壓力所造成。要有效消除不斷復發的頭痛，也需要舒緩頸部、肩膀、第一肋骨和脊椎的緊繃。

❖ 頭部和臉部的一般舒緩姿勢

舒緩緊繃

→把手指放在臉上或頭上。動作要輕柔，慢慢摸索皮膚比較容易移動的方向，用指尖循著皮膚組織比較容易移動的方向走。

　　感覺或許很細微，但基本上你會順著組織朝著一個方向走，也會

摸索到移動的終點，然後再向左或向右輕推，看看哪個方向感覺比較順手。繼續順著組織走到下一個停止移動的地方，直到你覺得很放鬆，或是皮膚和組織不論朝著什麼方向移動都能順暢無阻（圖16.1到16.4）。

　　同樣的方法也可以用來處理臉上和下巴的細小肌肉。只要用指尖去摸索皮膚和組織習慣往哪個方向移動。

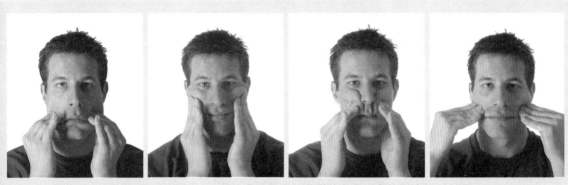

圖16.1到16.4：摸索出比較容易移動的方向，來放鬆臉部

舒緩頭骨底部（用網球舒緩）

頸部頂端和頭骨底部會合的地方如果很緊繃，很容易引起頭痛。

　→把兩顆網球放進襪子裡，將開口封起來。躺下，把網球放在頭部和頸部相連的地方，讓頭枕在網球上（下頁圖16.5到圖16.7）。在眼睛上放眼枕（裝了亞麻籽或薰衣草的方形小枕頭）也很有幫助。

　　想像眼球往下掉回眼眶，朝著網球落下。保持這個姿勢，安安靜

靜躺5~10分鐘。先舒緩第一肋骨、肩膀感應點8，以及頸部兩側和頸背，或許也有幫助。

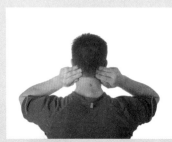
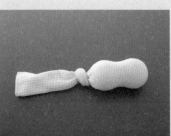
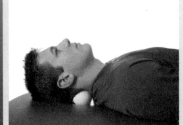

圖16.5：尋找頭骨底部和頸部頂端的緊繃處　圖16.6：把兩顆網球裝在襪子裡　圖16.7：把頭枕在網球上，舒緩頭骨底部

舒緩鼻梁以舒緩頭部

　　多年前，保羅斯提過歐洲有位執業治療師，聲稱只在鼻梁上做一些細微的動作，就能舒緩身體的任何部位。我記得我很懷疑他的說法，認為這只是保羅斯在說笑。

　　不料，過了不到一個月，我半夜醒來，發現自己的手指正在鼻梁上摸索，感覺到手指的動作舒緩了頭部的緊繃和疼痛。我能感覺到不同的位置舒緩了頭部不同的區域。有效到令人難以置信。試試看就知道了。

　　→把大拇指和食指輕輕放在鼻梁兩側。沿著鼻子兩邊輕輕朝著不同的方向按壓。做細微的動作時，感受每個位置和方向對應到頭部的哪個區域（圖16.8到16.11）。

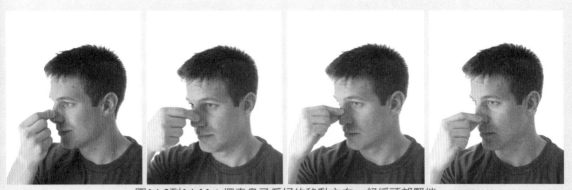

圖16.8到16.11：探索鼻子偏好的移動方向，舒緩頭部緊繃

另一個鼻子的舒緩姿勢

　　→把大拇指和食指輕輕放在鼻子軟骨兩側。非常緩慢地把鼻子捏向一側，然後再另一側。在覺得最舒服的位置停留10~30秒，然後放開。接下來，輕輕沿著鼻梁朝額頭的方向往上推，然後朝著下巴往下推。停留在覺得最舒服的位置10~30秒，然後放開（圖16.12和圖16.13）。

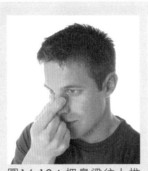

圖16.12：把鼻梁往上推（朝著額頭）

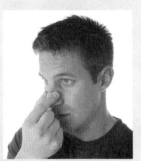

圖16.13：把鼻梁往下推（朝著下巴）

鼻子和臉頰的舒緩

英文裡有個說法：「別讓人把你的鼻子推到變形了。」如果你的鼻子已經變形，這裡就有舒緩的方法。記住，如果你的鼻子歪向一邊，往同樣的方向稍微多推一點點，身體就會自行矯正。

做這個練習時，施加的壓力不如前兩個練習那麼輕微。

➝把鼻子軟骨朝著一側移動，然後換邊。停留在你覺得比較舒服的那一邊（圖16.14到圖16.5）。用另一隻手的手指從上往下按摩鼻子和臉頰的另外一側（圖16.16）。換邊，重複同樣的動作。

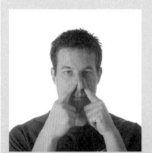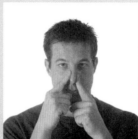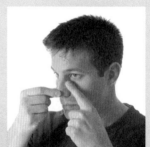

圖16.14：把鼻子朝著一側推動　圖16.15：再朝另一側推　圖16.16：把鼻子移向比較容易推動的那一側，然後按摩另一側的鼻子和臉頰

⌘ 眼睛

我們稱眼睛是「靈魂之窗」，眼睛也能傳達整體的健康狀態。我上過虹膜學的簡介課程，研究過虹膜斑點和身體健康的關係。透過發

光的放大鏡觀察虹膜，學習解讀眼睛上的地圖，令我嘖嘖稱奇。看到眼睛宛如流動的世界，我不由得心生敬畏。

　　人體所有的組織和結構都需要恰當的循環來維護健康的機能，眼睛也一樣。眼睛後方的肌肉緊繃，對眼睛健康有負面的衝擊，循環不良則會減少眼睛吸收的營養。

　　或許你也注意到了，覺得放鬆和有足夠的休息時，視力其實也比較好。

⌘ 一般的舒緩法

　　這些練習能讓支撐眼球的肌肉不那麼緊繃，因此有助於放鬆眼睛、消除眼睛疲勞、促進眼睛循環、養分也能更加滋養組織。最簡的方法就是輕輕碰觸閉上的眼睛。絕對要保持舒適。手法輕柔緩慢，效果會更好。

輕敲眼睛

→閉上眼睛，把食指放在眼皮上。用另一隻食指的指甲非常輕柔地敲打眼皮上那隻手指的指甲（圖16.17）。

　　用這種方法敲打會產生震動，

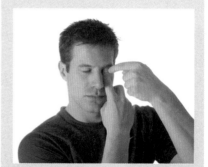

圖16.17：輕敲手指來舒緩眼睛緊繃

放鬆眼睛後方的肌肉，促進眼睛肌肉和神經的循環。

你可以把眼皮上的手指移到不同的位置，繼續敲打，舒緩眼睛的各個部位。

眼睛平衡

→閉上眼睛，把食指指尖放在眼睛外側眼角。非常輕柔地把眼球往鼻梁推，然後再往耳朵的方向推（圖16.18和圖16.19）。

注意動作是否受限，也注意哪些位置或方向感覺最舒服。在舒服的位置停留3~5秒。如果感覺都一樣，推向比較容易移動的哪一側。

移開手指，眼球前後轉動，感受是否有變化。

也要檢查眼球從上往下和對角線移動時的狀態（圖16.20到圖16.25）。在每個位置停留3~5秒，看看哪個方向比較容易移動。然後放開，檢查眼球活動是否變得更輕鬆。

最後再做上面的輕敲眼睛練習。

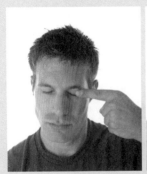
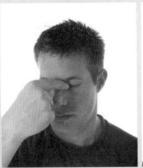
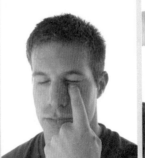
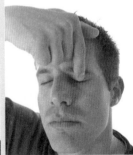

圖16.18：把眼球朝中線（朝著鼻子）輕推　圖16.19：把眼球朝外側（朝著耳朵）輕推　圖16.20：把眼球朝上（朝著頭頂）輕推　圖16.21：把眼球朝下（朝著雙腳）輕推

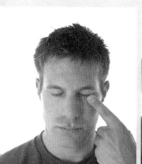
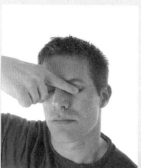
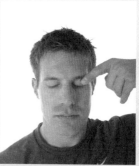
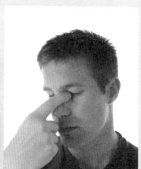

圖16.22：沿著對角線輕推眼球（向上然後向中線）　圖16.23：沿著對角線輕推眼球（向下然後向外）　圖16.24：沿著對角線輕推眼球（向下然後向中線）　圖16.25：沿著對角線輕推眼球（向外然後向上）

⌘ 耳朵

耳朵的形狀就像人的胚胎，上頭有對應全身各部位的反射區。輕輕按摩耳朵，可以舒緩頭部、頸部和全身各處的緊繃。

耳部按摩

➜用大拇指和其他手指指尖輕輕按摩耳朵。從頂部開始慢慢畫圓，沿著邊緣向下移到耳垂。輕輕用大拇指和其他手指擠壓耳朵皮膚，看看哪樣的力道比較舒服。重複覺得舒服的動作，讓自己放鬆（下頁圖16.26和16.27）。

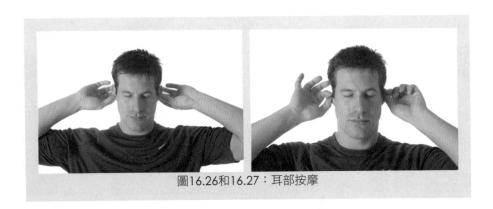

圖16.26和16.27：耳部按摩

輕拉耳朵

➡輕輕向外拉扯耳朵。感受耳後的皮膚連到頭部的地方被拉扯開來。是否能感覺到拉開的組織輕微「彈回」，把耳朵自然拉回頭部的方向？這是身體發出的訊號，要你放手（圖16.28）。

比較兩邊的感受。是否有一邊感覺比另一邊緊繃？如果拉一邊的耳朵，另一邊會感覺到任何影響嗎？能否感覺到頭裡面那塊連接雙耳之間動作的薄膜被扯動？如果感覺不到，可以自行想像，來回輕輕拉扯，直到兩邊都不覺得緊繃，或者恢復了平衡。

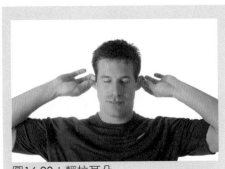

圖16.28：輕拉耳朵

✿ 下巴：一般的舒緩姿勢

中國古書《易經》是一本探討變異的書，裡面提到嘴巴是提供營養的器官。書中關於嘴巴的教學意象是：「君子以慎言語，節飲食。」[1] 下巴的肌肉讓我們可以咀嚼食物，也能說出心中的想法。

下巴的位置可以用來表達態度或情緒。很多人的下巴非常緊繃，晚上會咬緊開始磨牙，把白天沒解決的問題一一拿出來咀嚼。你可能會在眼淚還沒落下，就先感覺到下巴開始顫抖，或看到孩子在失望時伸長了下巴，下唇跟著凸出來。

下巴和骨盆是彼此的反射。[2] 骨盆是軀幹的盆狀底部，而下巴則是口部的結構基礎。因此，骨盆和下背部的舒緩姿勢及動作練習對下巴也有幫助。

用於下巴的骨盆舒緩

這個練習是我在教課時想到的。有個學生很堅持，要我示範如何舒緩下巴，我決定大膽探索一番。我看著那位學生慢慢把嘴張開再闔上。我注意到他下巴有些地方的動作不夠流暢，比如動到某些地方時會向左或向右歪斜，表示下巴兩側的肌肉使用不夠平均。我直覺想到，或許很快地舒緩骨盆能夠反射到下巴上。這個簡單的舒緩立刻發揮了效用，我跟班上其他人都大吃一驚。因為簡單有效，這個姿勢變成我最喜歡的自療法。

→躺下，曲起膝蓋，雙腳放在地上。用非常緩慢的速度張開嘴

巴，注意下巴在哪裡會覺得緊繃，或似乎滑到某一側。然後非常緩慢地闔上嘴巴，注意是否有不適或拉緊的感覺（圖16.29）。

重複開闔的動作，這次一發現歪斜或緊繃就停下來。保持這個嘴巴張開的姿勢，讓膝蓋朝著一側倒下。哪一側都沒關係，左邊或右邊都可以，或者雙腿向兩側打開（圖16.30）。

雙腿保持在落下的位置，嘴巴張開3~5秒鐘即可。然後，慢慢把腿

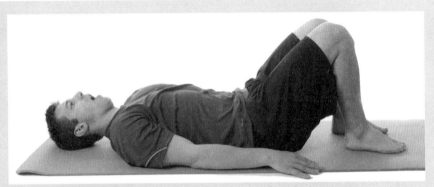

圖16.29：慢慢張開嘴巴

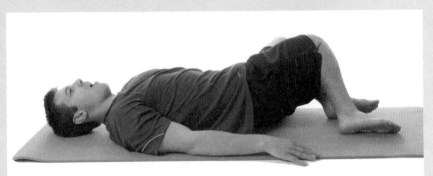

圖16.30：讓雙腿落下（保持嘴巴張開）

伸直放到地上，同時慢慢闔上嘴巴（圖16.31到16.33）。

　　再度慢慢張開嘴巴，檢查緊繃狀態是否得到舒緩或出現變化。

　　你可以重複這個練習，但只能再多做一回，來舒緩下巴另一個緊繃點。每次自療時，這個練習最好只重複2次，才能完美融合新的模式，不會讓反射部位感到疲累。

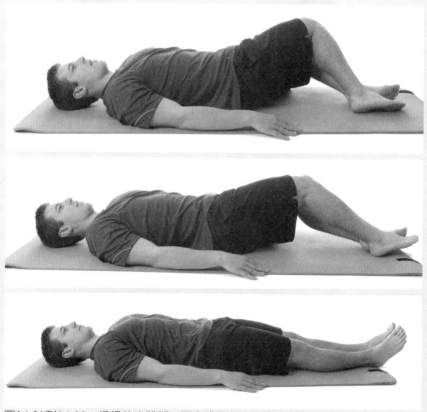

圖16.31到16.33：慢慢伸直雙腿，閉上嘴巴

舒緩下巴肌肉

➡把雙手手掌放在臉頰兩側，指尖朝上。用手掌朝著太陽穴輕輕推擠雙頰和下巴。停留10~20秒（圖16.34），然後放開，輕輕把臉頰慢慢往下拉（圖16.35）。

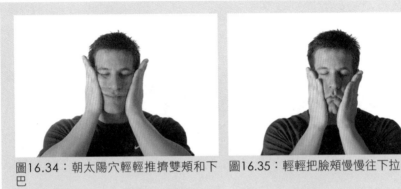

圖16.34：朝太陽穴輕輕推擠雙頰和下巴　　圖16.35：輕輕把臉頰慢慢往下拉

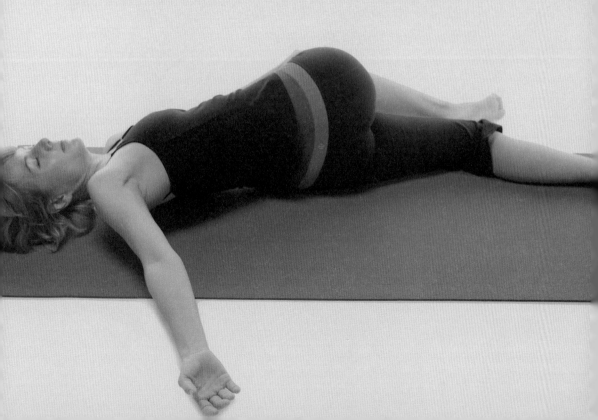

第4部

特殊狀況

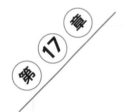

坐骨神經痛

　　坐骨神經痛出現在臀部，是一種很難受的神經痛，還可能蔓延到腿上。下背部（腰椎一帶）的緊繃或髖骨（髂骨）扭轉導致骶髂關節緊張，都可能造成坐骨神經痛。受傷或姿勢不良會造成骶髂關節的肌肉失衡，對坐骨神經產生壓力（圖17.1）。

　　如果因為髖部和臀部的肌肉不平衡而導致坐骨神經痛，可能是姿勢造成，例如把皮夾放在褲子口袋裡，然後坐在上面。如果一邊的髖骨總比另一邊高，

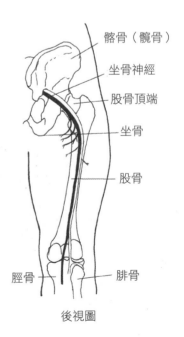

圖17.1：坐骨神經。取自《圖解肌肉骨骼解剖結構基本要點》第四版，習耶格和亞當斯著。

髂骨（髖骨）

坐骨神經

股骨頂端

坐骨

股骨

脛骨

腓骨

後視圖

那代表薦骨兩側的臀部肌肉不平均。我總對來求診的人說，若你的坐骨神經痛是皮夾造成，就只有把皮夾拿出來這條路可走，不然就算把你所有財產都花在治療上也無濟於事。這道理就跟我前面提過要那位承包商每半天就把工具腰帶換邊一樣。如果身體持續處於不平衡的狀態，就無法學會如何維持更均衡的結構。

務必用舒緩姿勢和動作練習來舒緩髂骨（髖骨）、薦骨和腰椎區域，恢復坐骨一帶的均衡。

坐骨神經一出現不適，就嘗試下列自療技法：

- 舒緩下背部和第五腰椎（第二章）
- 檢查和舒緩旋轉的髂骨（第三章）
- 做懶狗式舒緩姿勢（第三章）
- 舒緩膝蓋（第六章）

⌘ 消除坐骨不適的動作練習

下面兩個練習特別適合用來舒緩坐骨疼痛和不適，可立即見效，隨時都能練習。

坐骨屈膝禮

➡ 站在身旁有東西可以支撐的地方。把重心先放在患側的腿上，然後跟另一條腿交叉，患側的腳趾頭輕輕點地保持平衡。行屈膝禮。

彎曲膝蓋後伸直,重複數次(圖17.2和17.3)。

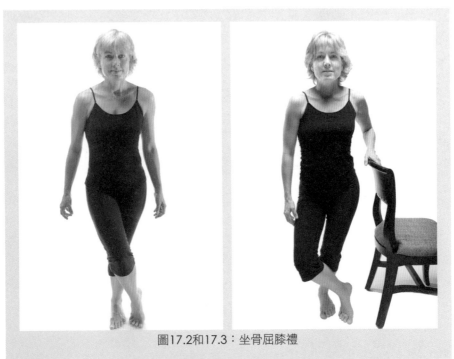

圖17.2和17.3:坐骨屈膝禮

坐骨滑步

➡站著,患側那隻腳(也就是感覺疼痛的那一側)往前踩一步,雙腳膝蓋稍微彎曲。膝蓋保持彎曲,雙腳踏在地上,兩邊髖部保持同高,然後把髖部向前滑,重心移到前腳,再把髖部向後滑,重心回到後腳(圖17.4和圖17.5)。

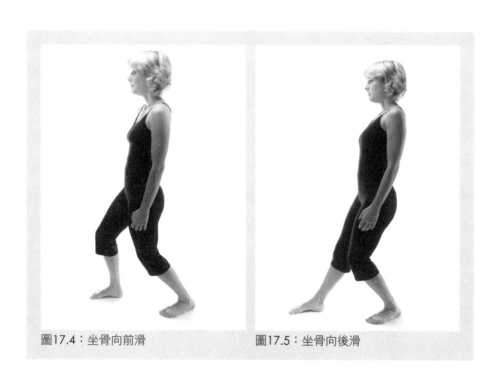

圖17.4：坐骨向前滑　　　　　　圖17.5：坐骨向後滑

✿ 維護骶髂關節靈活度的動作練習

要消除薦骨和**骶髂**一帶的疼痛，最有效的活動就是走路。覺得這個區域不舒服或緊繃時，與其臥床休息，不如走一小段路。走路能夠有效喚起身體固有的能力，讓**骶髂**關節恢復平衡。關於走路的詳細資訊可參考第九章。

此處再次介紹開展和維護**骶髂**關節靈活度的重要練習（可參考「薦骨」一節）。

躺下踢腿放鬆坐骨

這個動作練習很適合用來舒緩坐骨和脊椎兩側的緊張。特別適合因為坐骨神經痛而無法下床的人，因為這個練習會讓骶髂關節恢復活動能力，但不需承擔體重。

→躺下，雙腿伸直。把左腿的腳跟滑向臀部，直到左腳放在地板上。右腿仍平放在地板上（伸直）。現在把右腿的腳跟滑向臀部，朝著天花板彎起右膝，同時讓左腿的腳跟向前滑，讓左腿伸直放在地板上。重複滑動腳跟的動作，一條腿往下放的同時，屈起另一邊的膝蓋（圖17.6到圖17.8）。

你可以加快速度，就像小孩子躺在地上踢腿鬧脾氣。但動作的重點在於腿往下落到地上伸直，而不是抬起膝蓋。如果覺得做動作時膝蓋不舒服，在膝蓋下放一個小枕頭，墊住落下的膝蓋。持續1~2分鐘。覺得累的話就停下來。最後讓雙腿落在地板上或枕頭上。

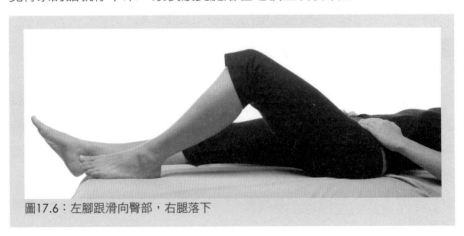

圖17.6：左腳跟滑向臀部，右腿落下

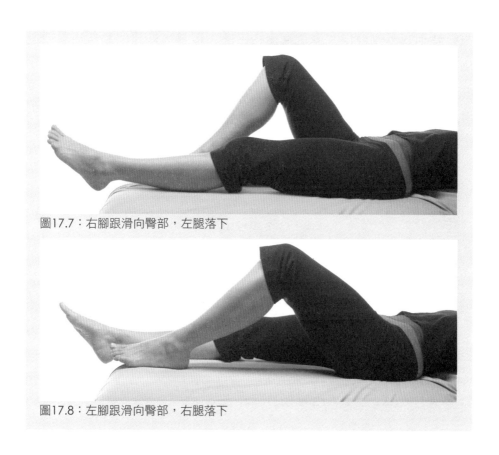

圖17.7：右腳跟滑向臀部，左腿落下

圖17.8：左腳跟滑向臀部，右腿落下

青少年講電話

➡俯臥，膝蓋彎曲，讓雙腳懸空。慢慢在空中用腳畫圓，注意畫到什麼地方會讓你覺得比較放鬆跟舒服。你可以停下來，保持這個舒服的姿勢一會兒（下頁圖17.9）。

這個練習叫做「青少年講電話」，抓住了青少年放鬆的姿態，講

電話時不知不覺地自我恢復骨盆的平衡。也可以把這個動作想成慢慢
用腿畫圓。

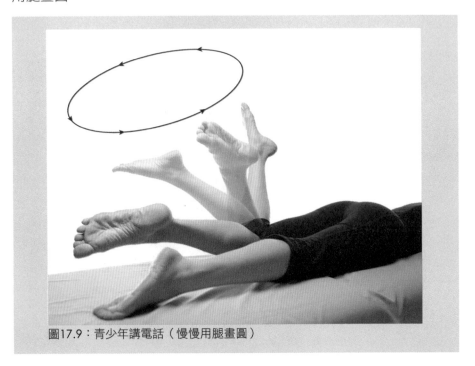

圖17.9：青少年講電話（慢慢用腿畫圓）

剪刀式

→俯臥，彎起膝蓋，雙腳懸空。讓雙腳朝兩邊分開，然後向中間
會合，在中線處交叉，就跟剪刀一樣。做動作時把注意力放在骶髂
關節上。動作要緩慢輕鬆，別把這個練習當成有氧運動（圖17.10到
17.12）。

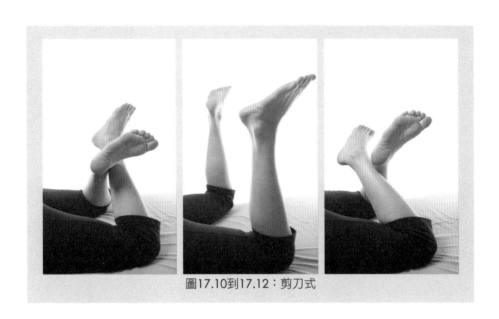

圖17.10到17.12：剪刀式

搓腳摩腿

這個練習會增加骶髂關節的靈活度。

➡️俯臥，彎起膝蓋，讓雙腳懸空。用雙腳彼此摩擦，每個地方都要碰到。別忘了腳背和兩側。注意在摩擦時是否有一隻腳比另一隻活動更靈活，兩隻腳的活動也要平均分配（下頁圖17.13到17.15）。

然後用腳向下摩擦另一條腿的內側（下頁圖17.16到17.18）。

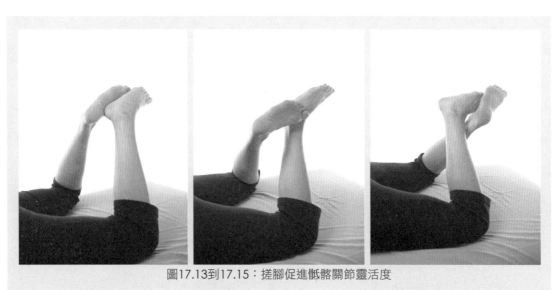

圖17.13到17.15：搓腳促進骶髂關節靈活度

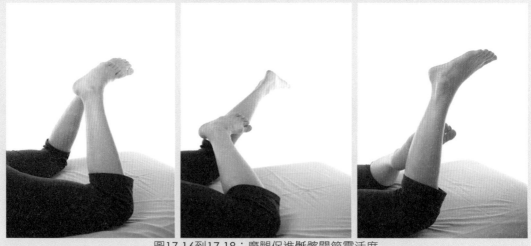

圖17.16到17.18：摩腿促進骶髂關節靈活度

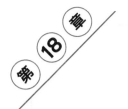

拇趾外翻

如果每晚都做保羅斯教導的技法，就能矯正拇趾外翻，許多患有
拇趾外翻的學生也用他們的親身經歷證明的確有效。保羅斯說，當拇
趾外側的韌帶脫離軌道，導致拇趾關節朝著足部外側擴張，拇趾外翻
就會惡化。一定要先舒緩拇趾外翻的關節，然後讓拇趾恢復自然的擺
位。務必每天晚上重複舒緩姿勢，才能看到效果。等拇趾慢慢恢復，
能夠維持正確的排列，韌帶就可以調回原本支撐結構的位置。

舒緩拇趾外翻

➡轉動拇趾，把拇趾推向其他足趾，稍微加重拇趾外翻的程度。
在這個位置上，沿著骨頭線條直接把拇趾朝著外翻處壓回（下頁圖
18.1）。不舒服的話要微調姿勢。朝著關節施壓，維持10~30秒後放
開。然後輕輕把拇趾向外拉到對齊的位置（下頁圖18.2）。

在拇趾和第二足趾之間放一塊柔軟的棉布來保持對齊。然後把拇

趾外翻貼布（可到藥房購買）橫貼在腳趾的長骨頭（蹠骨）上。在睡覺時可以用貼布固定足趾的排列。

　　做完舒緩後，可用藥房或網路上販售的拇趾外翻矯正器材來有效恢復拇趾的排列方式。每天晚上都要做這個舒緩動作，來改善拇趾骨頭的方向。

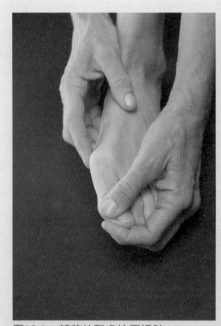
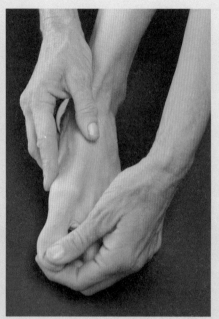

圖18.1：朝著外翻處按壓拇趾　　圖18.2：按壓舒緩後輕拉拇趾

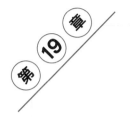

脊椎側彎

　　脊椎發展出側邊（橫向）的曲線，或固定轉向某側，就是脊椎側彎。在大多數情況下，並沒有確切的成因。很多人全家都有脊椎側彎。或許是遺傳，或許是從小模仿的姿勢型態所造成。

　　肩膀一邊高、一邊低（通常是右邊比較高）、兩側髖部不一樣高、肩胛骨突出、上背部或下背部鼓起，都可能是脊椎側彎的表徵（下頁圖19.1到19.3）。

　　大多數人的脊椎側彎情況很輕微，但在少數比較複雜的案例中，脊椎側彎會導致心肺問題。雖然脊椎側彎的患者不一定感到痛苦，但他們常有的狀況包括：背痛、手臂和肩膀緊張疼痛、長短腳、內分泌或神經系統失衡。疼痛不適的狀況可能是輕微的痠痛，也有可能是感到隱隱作痛或刺痛的肌肉疲勞。失衡的感覺可能會讓人惱怒、感到受挫、更加緊繃。

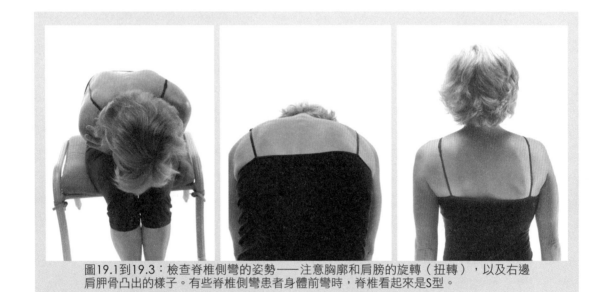

圖19.1到19.3：檢查脊椎側彎的姿勢——注意胸廓和肩膀的旋轉（扭轉），以及右邊肩胛骨凸出的樣子。有些脊椎側彎患者身體前彎時，脊椎看起來是S型。

✂ 舒緩脊椎側彎的姿勢和練習

　　從骨骼與身體自我矯治療法的觀點而言，治療脊椎側彎有三個方法：舒緩骨盆、脊椎和胸廓的停滯狀態；重建骨盆、脊椎和胸廓均衡的活動範圍；以及恢復脊椎曲線。知覺練習能幫助你協調這個區域，找出習慣的活動方式，察覺活動模式中「不順」和失衡的地方。舒緩姿勢可放鬆緊張和固定的肌肉停滯狀態。和緩的動作練習能幫助脊椎肌肉放大活動範圍，動起來也更加協調。慢慢地摸索，讓身體察覺到更多的動作選擇，逐漸恢復機能平衡。

　　脊椎側彎在不同的人身上，會影響不同的肌肉群。有些人的脊椎側彎起因自骨盆和下背部肌肉的使用不平均，有些人最緊繃的部位則出現在胸廓、橫膈膜和脊椎肌肉。大多數患者則習慣某些動作模式，導致肌肉更加緊繃，彷彿身體產生誤解，不知道如何保持平衡，使用僵化的緊繃動作來補償。緩緩察覺到僵化的緊繃狀態，按部就班加以舒緩，恢復原有的平衡。

　　下面會介紹用於脊椎側彎的舒緩姿勢和動作練習，以及應該參考的章節。選擇最適合用來幫你舒緩緊繃的方法。你能在其他章節找到本章的練習，這些練習非常重要，能讓脊椎恢復正確的排列，達到正確的姿勢。讀者最好能回到相關的章節，先做準備的舒緩姿勢，並深入了解練習的重點。別忘了給自己一點時間，慢慢做完練習，而且一定要專心。

　　配合知覺來做舒緩姿勢和動作練習，有助於放鬆緊繃，讓脊椎曲線逐漸恢復平衡。感受坐骨，在「找到中點」的練習中緩慢動作，幫助髖部習慣更連貫的活動方式，兩邊的肌肉才能均衡出力。「疏鬆椎間盤」練習結合胸椎的旋轉習慣後，可以擴大上背部的活動能力。

　　如果移動下背部時（「找到中點」）不會牽引胸部（上背部），就可以開始練習「平衡的坐姿」。「平衡的坐姿」中的練習很重要，可以放鬆脊椎肌肉中緊繃的微小肌肉來恢復平衡，維持脊椎健康的曲線。這些練習包括：

- 「疏鬆椎間盤並找到中點」（第十一章，p.171~172）。
- 「旋轉和側彎習慣，讓脊椎看起來更挺直」（本章）。

・「睡眠時支撐天然的脊椎曲線」——睡眠時用毛巾維護靈活度和脊椎曲線（第十一章，p.161~163）。

從下背部的知覺練習、動作和舒緩開始

腰椎需要的舒緩和等長練習（提高下背部的靈活度）可參見第二章（p.66~69）。

髂骨（髖骨）需要的舒緩（平衡髖部，以及提高靈活度的動作練習）可參見第三章（p.82~84）。

下背部的舒緩姿勢，搭配腹式呼吸（第二章）

→仰躺在地上。彎曲膝蓋，把小腿放在椅子或沙發上。腳跟和小腿必須和膝蓋一樣高，或比膝蓋略高。一次一邊，慢慢朝側邊或你的胸口移動膝蓋，細心感覺和調整，直到你找到能讓下背部最舒服的姿勢。墊一個枕頭讓自己覺得更舒適（圖19.4）。

舒舒服服躺著，把雙手放在腹部，慢慢深吸一口氣。吸氣後腹部會鼓起，然後下肺膨脹，最後胸口也充滿了氣。慢慢吐氣，腹部會下沉變軟。想像氣從下背部輕柔緩慢地離開身體。感覺腹部在吸氣時鼓起，吐氣時放鬆。吐氣時，想像氣流過下背部。

配合呼吸的骨盆捲起（第二章）

→仰躺下來，膝蓋彎曲，雙腳放在地上。膝蓋和雙腳要跟髖部對齊。開始腹式呼吸：緩慢悠長地吸氣，讓腹部鼓起，吐氣時想像每次

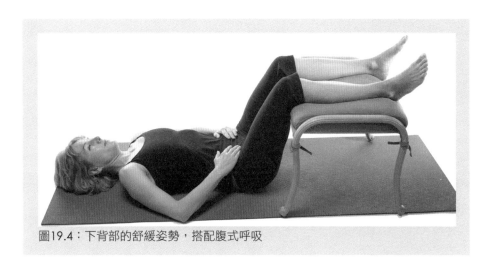

圖19.4：下背部的舒緩姿勢，搭配腹式呼吸

吐出來的氣都從你的下背部離開身體。

　　建立起放鬆的呼吸節奏後，在吐氣時輕輕用腳推地，把更多的重量移到腳跟上。讓推動的力量流過雙腿，輕輕晃動骨盆，把恥骨朝著天花板捲起。當恥骨捲起時，下背部會平貼地板（下頁圖19.6）。

　　吸氣時，慢慢把重心從雙腳移走，讓腹部鼓起，牽引骨盆回捲到自然的位置（下頁圖19.5）。

　　繼續練習，吐氣時用腳輕推地板以讓骨盆向上捲起，吸氣時滾動回到原來的位置。在練習時腹部肌肉要保持放鬆，吸氣和吐氣時都不要刻意用力。

　　配合呼吸的動作會讓身體更放鬆，讓下背部和骨盆緩慢且有知覺地平衡移動。動作放慢，移開重心，可以幫助身體釋放舊有的不均衡活動方式。

　　如果呼吸沒辦法配合動作，忘掉呼吸，專心做動作。參考第二章的「下壓和放鬆」做為輔助（p.60~61）。

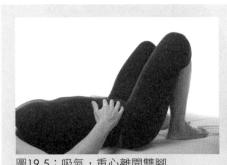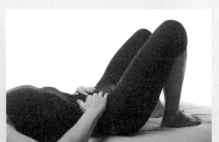

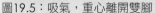

圖19.5：吸氣，重心離開雙腳　　　　圖19.6：吐氣，雙腳輕推以捲起骨盆

第五腰椎的舒緩姿勢：趴下垂腿（第二章）

　　下背部和骨盆緊繃時，一定要做這個舒緩姿勢。參考第二章，找到感應點，並學習其他的舒緩姿勢。

　　→趴在床上（俯伏），患側靠近邊緣。讓下半身靠近床邊，上半身斜擺，好讓腿能落在床邊。膝蓋朝著地面彎曲，腳放在地上不要出力（圖19.7）。你要完全放鬆，把自己交給重力，感覺到髖骨自然往下掉，愈放鬆愈好，同時也要保持舒適。下背部、鼠蹊部，或掛在地上那條腿的重量都不需要支撐。用這個姿勢全身放鬆，休息幾分鐘。

　　結束這個舒緩姿勢時，把另一條腿也從床上滑下來，你就可以雙腳著地支撐全身的重量，然後慢慢站起來。滑下來可以讓背部維持舒緩的狀態，防止緊繃再度出現（如果你把垂在地上的腿抬回床上，或

許舒緩的感覺會消失，讓背部再度繃緊）。別忘了做這個姿勢時動作要慢，起來的動作也要慢，才能適當調整姿勢，保持舒緩的效果（參見第二章的圖2.12到圖2.17）。

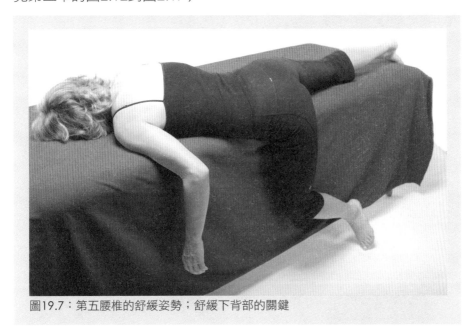

圖19.7：第五腰椎的舒緩姿勢；舒緩下背部的關鍵

✿ 舒緩髖部的方法

髖部緊繃時，可能會造成長短腳和脊椎不平衡，下面兩個舒緩姿勢有助於消除緊繃狀態。參見第三章，明白評估髖骨（髂骨）旋轉的方法；舒緩薦骨和腰方肌；學習其他能提高靈活度的動作練習。

舒緩髖部向後旋轉的青蛙姿勢（腿比較短的一側，第三章）

→趴下，慢慢彎起膝蓋放到身體側邊。這會讓髖部稍微更向後轉。我們把這個動作稱為青蛙姿勢（圖19.8）。

這個舒緩姿勢和下一個舒緩姿勢有助於消除髖部的肌肉緊繃狀態。髖部肌肉緊繃有可能造成雙腿長度不同，妨礙髖部均衡旋轉。

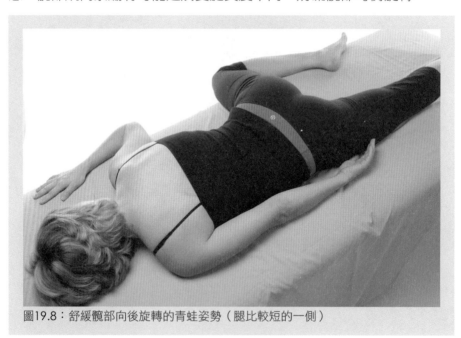

圖19.8：舒緩髖部向後旋轉的青蛙姿勢（腿比較短的一側）

髖部向前旋轉的舒緩姿勢（腿比較長的一側，第三章）

→站在床鋪一端的角落邊，把大腿和膝蓋放在床上。雙手放在床

上伸直，撐住上半身。讓前上髂棘的前側微微靠在床上。這會讓髖部稍微更向前轉動。站住那條腿的膝蓋或許要稍微彎曲。

　　如果髖部覺得舒適，維持這個姿勢10~30秒（圖19.9）。你也可以趴在床上，把枕頭墊在大腿下做為支撐，讓髖部更加向前旋轉，來舒緩腿部（見第三章的圖3.14）。

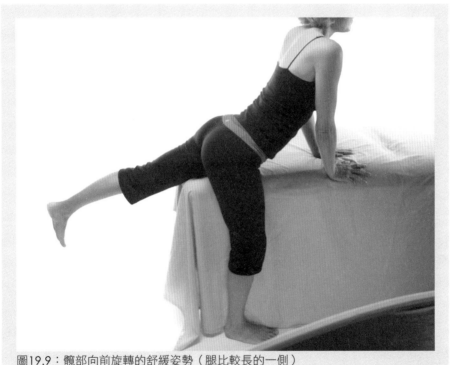

圖19.9：髖部向前旋轉的舒緩姿勢（腿比較長的一側）

青少年講電話（第三章）

→俯臥，膝蓋彎曲，讓雙腳懸空。慢慢在空中用腳畫圓，注意畫到什麼地方會讓你覺得比較放鬆跟舒服。你可以停下來，保持這個舒服的姿勢一會兒。這個練習叫做「青少年講電話」，抓住了青少年放鬆的姿態，講電話時不知不覺地自我恢復骨盆的平衡（圖19.10）。這個動作練習有助於維護骶髂關節的靈活度。其他舒緩骶髂關節的方法和動作練習，請參見第三章（p.84~87）和第十七章（p.269~274）。

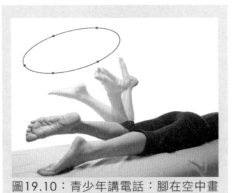

圖19.10：青少年講電話：腳在空中畫圓，有助於維護骶髂關節的靈活

✼ 恢復腰曲的練習

坐骨的知覺練習（第十一章）

→要恢復下背部的腰曲，必須先評估坐骨。檢查兩側坐骨的重量分布是否平均（圖19.11和圖19.12）。重量不平均，可能就需要參考第三章，處理髖骨旋轉（p.78~84）或做腰方肌練習（p.88~91），也有可能表示下背部肌肉的使用狀態不平均。做第二章的下背部練習，以及下面「找到骨盆旋轉的中點」練習。

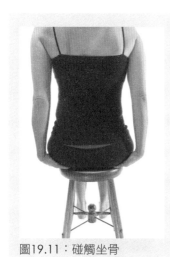

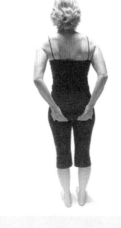

圖19.12：找到坐骨。坐下時兩邊坐骨的重量是否平均？

圖19.11：碰觸坐骨

找到骨盆旋轉的中點（第十一章）

治療脊椎側彎時，這個動作練習也很重要。它能幫助你評估髖部、骨盆和下背部的狀態，開展均衡的動作潛力，恢復活動自如。這個練習能恢復腰曲，同時增強下背部的姿勢力量和靈活度。相關的詳細資訊和平衡脊椎曲線的方法，可參考第十一章。

→慢慢把骨盆向前轉，感受兩邊的肌肉是否平均出力（下頁圖19.13）。轉動時要把注意力放在坐骨上。然後慢慢把骨盆向後轉，同樣也要察覺到肌肉出力的狀況（下頁圖19.14）。重複前轉、後轉5次，每次都縮小旋轉的距離，直到到達中點（下頁圖19.15）。找到中點後，別刻意試著去維持這個姿勢。接下來就恢復平時的坐姿，或站起來走動。每天做這個練習數次。

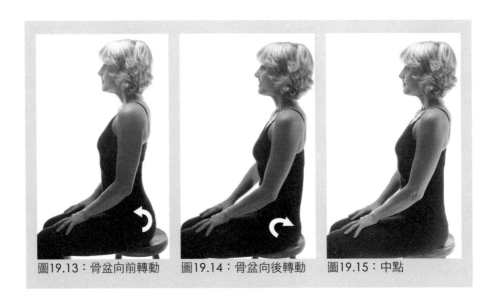

圖19.13：骨盆向前轉動　　圖19.14：骨盆向後轉動　　圖19.15：中點

⌘ 脊椎上段和胸廓的動作練習及舒緩姿勢

・「疏鬆椎間盤」和「轉動椎間盤」來恢復脊椎上段的靈活度（第十章，p.146~149）。

・評估並結合上背部旋轉和側彎的習慣動作（第十章（p.153~156）。

・舒緩肋骨和橫隔膜（第十二章）。

恢復上背部曲線的動作練習：疏鬆椎間盤（第十章）

下面兩個分別取自第十章的椎間盤練習，可以增加脊椎上段和中

段的靈活度。最好每天都能做這些練習，舒緩上背部的僵硬，擴大脊椎的活動範圍。

　　→坐著，雙臂交叉放在胸前，下巴朝著胸口落下。把注意力放在上背部，開始慢慢彈動脊椎上段。注意自己是否能察覺每節脊椎的彈動。在彈動時，頭部會慢慢朝著大腿移動，但動作起點不是脖子或頭部，而是脊椎本身。繼續彈動，讓身體向前捲，上背部更加彎曲。前彎時仍要保持舒適，到了極限後，感受胸廓區域的彎曲，接下來保持輕柔彈動，開始拉直脊椎，從脊椎下方直起身子，同時每節脊椎都要彈動（圖19.16到19.22）。

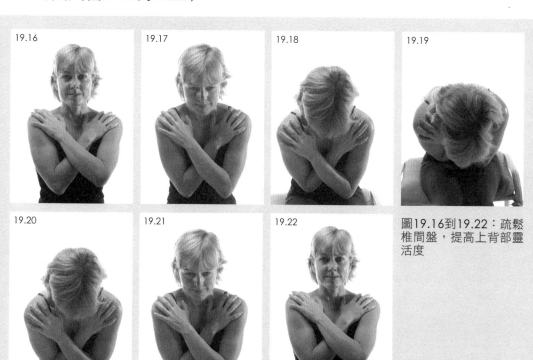

圖19.16到19.22：疏鬆椎間盤，提高上背部靈活度

轉動椎間盤（第十章）

這個練習是上一個練習的變化型，在開始溫和彈動前要旋轉（扭轉）脊椎，彈動的動作能輕柔「疏鬆」在脊椎間發揮吸震效果的椎間盤。

→同上，坐下，雙臂交叉放在胸前，雙手分別附在另一側的肩膀。頭部輕輕向前傾，讓脊椎自然後彎。然後向側邊旋轉（扭轉），開始輕輕彈動上背部，同時讓身體繼續往前彎。彎到仍能保持舒適的極限時，開始慢慢拉直脊椎，每一節脊椎都要彈到，同時讓上半身逐漸坐直（圖19.23到19.26）。

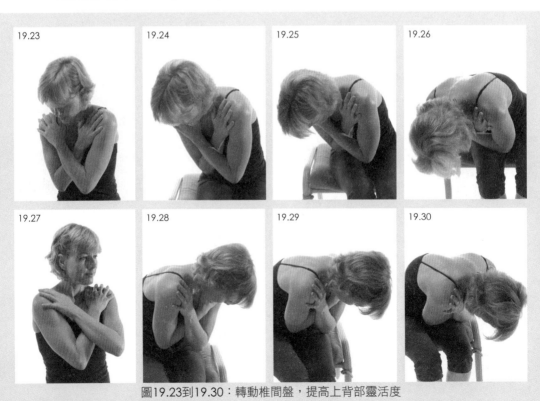

圖19.23到19.30：轉動椎間盤，提高上背部靈活度

把脊椎轉向另一邊，重複輕柔彈動脊椎（圖19.27到19.30）。先選覺得比較舒服的那一側來做練習。務必保持舒適，不要讓自己覺得疼痛。

脊椎習慣的旋轉方向

➡坐著，先把脊椎朝一邊旋轉，然後慢慢彈回中線（圖19.31和19.32）。然後朝著另一邊旋轉（圖19.33），再彈回中間。哪個方向感覺比較舒適？繼續坐著，轉向習慣的方向，停留10~30秒。這個練習可以常做，以便放鬆脊椎的旋轉模式。

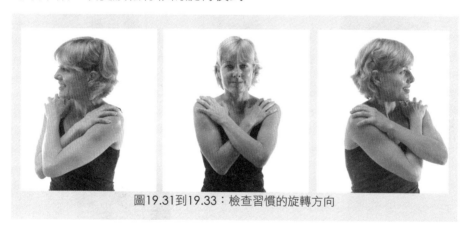

圖19.31到19.33：檢查習慣的旋轉方向

脊椎習慣的側彎方向

➡坐著，向右側彎，讓右肩慢慢朝著右邊髖部落下。頭、頸部、和上半身要和髖部保持在同樣的平面上，彷彿用兩片玻璃夾著。做動

作時注意是否會出現緊繃、受限或疼痛的感覺。側彎的幅度要保持在
舒適的範圍內。然後回到中間（圖19.34和19.35）。

　　接下來，向左側彎，左肩朝著左邊髖部移動，身體保持平直（圖
19.36）。哪個方向感覺比較舒適？朝著比較舒適的方向再度側彎，停
留10~30秒。

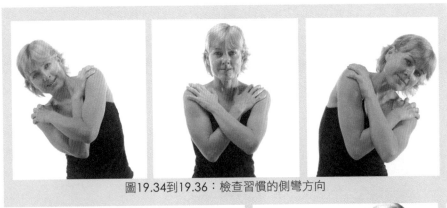

圖19.34到19.36：檢查習慣的側彎方向

結合旋轉和側彎的習慣

　　→慢慢移動到一個位置，結
合習慣的旋轉方向和習慣的側彎
方向。微調姿勢，找出最恰當的
旋轉和側彎，以自己的舒適度為
依據。有些人或許只能稍微彎
曲。在這個姿勢停留10~30秒（圖
19.37）。

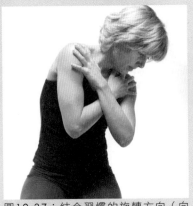

圖19.37：結合習慣的旋轉方向（向
左）和習慣的側彎方向（向左）

胸廓的一般舒緩擺位

→有些脊椎側彎患者的肋骨非常緊繃。如果胸廓側邊覺得緊張痠痛，慢慢側彎（肩膀朝著髖部移動），並轉動軀體，繞著緊張痠痛的地方形成凹陷，停留10~30秒，或直到痠痛消除（圖19.38）。你可以用手指感覺痠痛點是否開始舒緩，微調自己的姿勢。

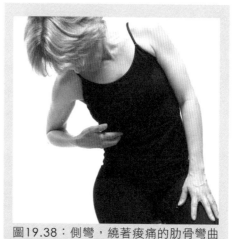

圖19.38：側彎，繞著痠痛的肋骨彎曲身體

慢慢移動，摸索找出舒緩的姿勢。動作太快的話很容易跳過最適合的位置。

如果一般擺位感覺無用，請參考第十二章和第二十章的肋骨舒緩方法。

舒緩橫隔膜（第十二章）

肋骨的緊繃通常源自橫隔膜肌肉的停滯狀態。這個練習針對橫隔膜，有助於開展下背部和上背部之間的靈活度。

→躺下，臀部下方墊個枕頭。彎起膝蓋，讓膝蓋朝兩邊落下，要保持舒適放鬆（下頁圖19.39）。把雙腿移到最舒適的地方。保持這個姿勢10分鐘。

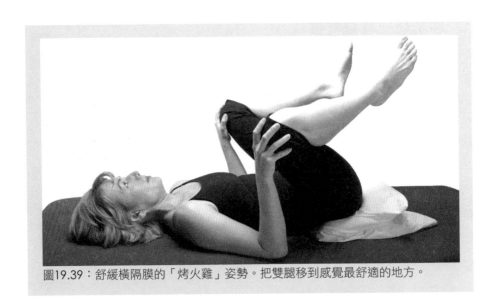

圖19.39：舒緩橫隔膜的「烤火雞」姿勢。把雙腿移到感覺最舒適的地方。

❀ 用平衡的坐姿解決所有問題

・「疏鬆椎間盤並找到中點」（第十一章，p.171~172）。
・結合旋轉和側彎習慣，讓脊椎看起來更挺直（本章）。
・「睡眠時支撐天然的脊椎曲線」——睡眠時用毛巾維護靈活度
和脊椎曲線（第十一章，p.161~163）。

疏鬆椎間盤並找到中點（第十一章）

結合「疏鬆椎間盤」與「找到中點」的練習，能幫助你恢復姿勢
的平衡。這個練習能做得好，就能讓腰椎恢復最佳機能，上背部也恢

復自然的後彎。你會覺得肩膀的負擔沒那麼大，脊椎也更平衡，骨盆能支撐身體重量。

→跟在基本的疏鬆椎間盤練習一樣，雙手交叉放在胸前，開始溫和彈動，讓胸椎向前彎（下頁圖19.40）。

然後低著頭，胸椎保持彎曲，把注意力放在坐骨上。把骨盆向前轉（「三輪車的輪子」），到你在「找到骨盆旋轉的中點」練習中找到的中點就停住。確認動作從骨盆開始，注意力要放在骨盆上，而不是從腰部或上半身開始動作（下頁圖19.41）。

保持低頭，下巴收起，到達中點後，保持脊椎上段的彎曲，再慢慢讓彎曲的脊椎上段直接移回自然的姿態，肩膀和髖部對齊（下頁圖19.42）。這時，你的下巴依然收起，上背部保持稍微後彎，肩膀和髖部對齊。接著慢慢把頭抬起來（下頁圖19.43）。

注意每一個動作和感受，才不會立刻回復習慣的模式。很多人做這個練習時都會犯錯，從腰部或肋骨開始往中點移動，然後拉直脊椎讓肩膀回到原位，胸曲就消失了。

結合旋轉和側彎習慣，讓脊椎看起來更挺直（第十章）

在這個練習中，你要結合上背部的兩個習慣動作，讓脊椎看起來更挺直。這個練習或許很微妙，你可以請朋友幫忙，站在身後觀察你的脊椎。如果你的脊椎側彎不只一處，一次先處理一處就好。

→慢慢移到一個位置，結合習慣的旋轉方向和側彎方向（下頁圖19.44）。摸索找出最恰當的旋轉角度和側彎程度，務必以自己的舒適

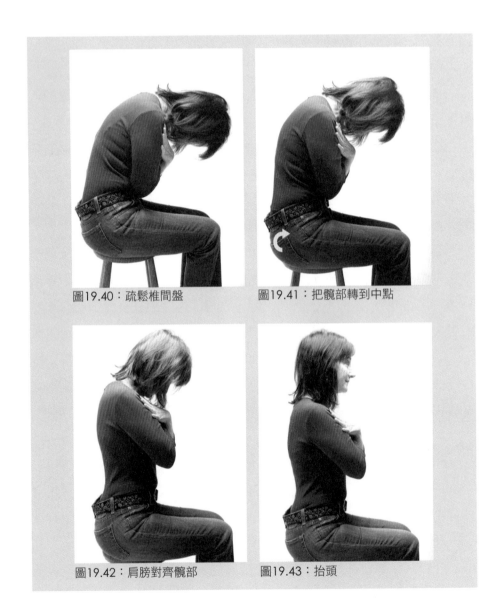

圖19.40：疏鬆椎間盤

圖19.41：把髖部轉到中點

圖19.42：肩膀對齊髖部

圖19.43：抬頭

度為依據。在你慢慢朝著習慣的方向旋轉和側彎時，最好能請朋友站在身後觀察你脊椎的排列方式。結合了旋轉和側彎後，上背部和胸廓可能看起來扭轉了，兩邊肩膀或髖部也不一樣高，但你可以讓朋友檢查脊椎是否看起來更挺直，排列方式是否也改善了。改善排列後，如果你覺得很舒適，便停留在這個位置，直到你覺得該起來了。有些人可能只能停留幾秒鐘，有些人則能持續1~2分鐘。

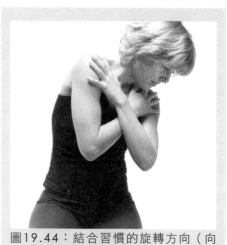

圖19.44：結合習慣的旋轉方向（向左）和習慣的側彎方向（向左）

這個練習能有效改造脊椎肌肉，但你要小心別矯枉過正。為了喚醒和強化無力的肌肉而過度伸展，只會讓身體產生更多停滯模式，或回到原本的停滯模式。感受到骨盆或脊椎緊繃或不適，停止練習，回歸日常的活動，稍後再繼續練習。你可以一天練習這個坐姿2~3次。

睡眠時支撐自然的脊椎曲線（第十一章）

➜按第十一章的做法，先準備好捲起的毛巾，把兩條小毛巾上緣朝著下緣對折，然後再把上下兩側朝中間折進來，最後捲成圓柱狀（圖11.2到11.6）。

站著，把手肘舉到肩膀的高度，雙手在面前重疊。將手肘和軀幹

向左旋轉，不要超出舒適的範圍，然後把手肘和軀幹向右轉。每天晚
上睡覺前，輪流向左、向右各轉動40次（圖19.45到19.48）。

　　躺下，把捲起的毛巾一條放在腰下，一條放在脖子下，至少20分
鐘（圖19.49）。覺得舒服的話，你可以用這個姿勢入睡。如果20分
鐘後還睡不著，回到習慣的睡姿。這個練習隨時可以做，先溫暖椎間
盤，並喚起身體的活動潛能，幫助你恢復平衡。

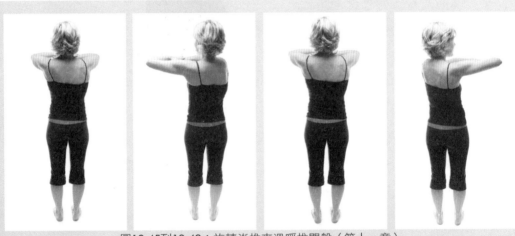

圖19.45到19.48：旋轉脊椎來溫暖椎間盤（第十一章）

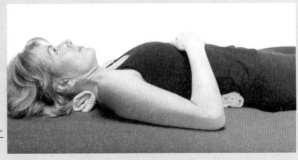

圖19.49：躺在捲起的毛巾上
來恢復脊椎曲線

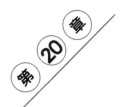

第20章

勞損性傷害 和腕隧道症候群

　　勞損性傷害和腕隧道症候群等累積性壓力疾病會影響身體的各個部位。重複的動作和過度使用會導致手臂和雙手的肌肉變得緊繃、痠痛和疲勞。為了消除緊張，身體會發展出代償性姿勢，造成肩膀、頸部和背部的緊繃。很可惜的是，這些錯誤的姿勢只會加重壓力。

　　當肌肉愈加收縮好平息過度的刺激，神經系統可能會因為傳來的的訊息過多而卡死。痙攣和緊繃擴展到脊椎上段和頸部後，會影響手臂和手腕的神經，導致麻木、無力和疼痛。

　　患者通常無法休息和恢復，因為交感神經系統負荷過重，副交感神經系統無法得到必要的深層休息，無法恢復平衡和健康。整個身體就此無法脫離緊張、虛弱和疼痛。

　　如果出現纖維肌痛、腕隧道或受傷後發展出來的其他累積性壓力疾病，治療的目標包括安撫神經系統、紓解疼痛和恢復均衡的反射。我們使用的溫和治療方法能夠有效達到這些目標，下面會引述一位求

診者的故事，他已經接受了舒緩姿勢的療法。

　　整骨醫生瓊斯（Lawrence Jones）發表了論文〈透過擺位的自發舒緩〉[1]，描述一位下背部受傷患者非常令人氣餒的案例，他的第二腰椎長期歪斜，腰大肌也發炎了。他無法站直，疼痛和不適每隔幾分鐘就發作，程度劇烈到他無法入睡，走路時也痛苦難當。

　　瓊斯幫他治療了好幾個月，卻不見成效，他花了一整個療程的時間幫患者找出用什麼樣的姿勢才能休息。他慢慢移動患者的身體，用被動的方式探索他的活動範圍，想找出能消解疼痛的姿勢，最後終於找到最舒適的姿勢。雖然那姿勢怪到令人吃驚，患者卻放鬆下來睡著了。瓊斯離開診間去醫治其他人，讓這名患者好好睡一覺。之後他發現這名患者的行動能力增加，疼痛消除了三分之二，數月來第一次能夠站直，歪斜的骨骼也自行矯正了。

　　或許你無法只靠一個姿勢就能消解全身的緊張。但是，學習不同患部的舒緩姿勢後，培養出深層放鬆的能力，就能朝著目標前進，消除疼痛、安撫神經系統、恢復反射的平衡。

　　在自療課程中，一名有慢性疼痛的學員在課堂中嘗試舒緩姿勢後覺得很氣餒。她希望用一個姿勢就能讓全身放鬆舒緩，發現無用時便感到苦惱。就算舒緩了一個部位，其他地帶的疼痛卻讓她感受不到舒緩帶來的愜意感受。我建議她一次只要舒緩一個地方，體驗該處舒緩後的感受。我鼓勵她把注意力放在改善的部位上，不要擔憂那些還沒治好的地方。她把注意力放在單一的舒緩姿勢上後，焦慮跟著疼痛一起消失了。她面帶微笑告訴我，終於學會專注感受舒適和放鬆後，發

現她可以自我調節，朝著目標邁進。

　　腕隧道症候群和勞損性傷害影響的地帶包括：手腕、雙手、手臂、手肘、肩膀、肋骨、頸部、脊椎和體態。我鼓勵大家一次只要舒緩一個部位。下面會介紹專門用來舒緩手臂、肩膀和雙手疼痛的感應點和姿勢。

　　發生累積性疼痛症狀時，除了處理疼痛的部位，也要舒緩下背部、骨盆和脊椎。讓身體的基礎恢復平衡和正確的排列，上半身就更容易放鬆休息。要治療纖維肌痛，以及上半身的緊張疼痛，特別要舒緩第五腰椎和均衡髖部旋轉。

　　別忘了，隨著時間過去，累積的壓力問題會愈來愈嚴重。開始舒緩後，身體開始恢復和強化，也學習到舒適放鬆的感覺並開始加以累積。花一些時間在自己身上，探索舒適的感覺，才能讓身體習慣聚積下來的舒適感受。

⌘ 臂叢神經的解剖結構

　　有一套神經網路始於頸椎之間，穿過肩膀延伸到手臂和手（下頁圖20.1），叫作臂叢神經。

　　頸部、肩膀和手臂的緊繃或攣縮，都會影響這些神經，導致手臂、肩膀和手部疼痛。

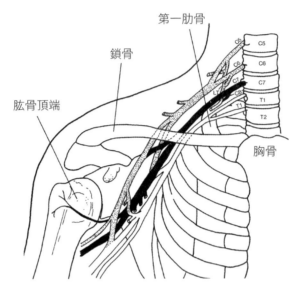

圖20.1：臂叢神經（前視圖）。取自《圖解肌肉骨骼解剖結構基本要點》第四版，習耶格和亞當斯著。

⌘ 舒緩肩膀、手臂、手和手指的神經痛

下面三個舒緩姿勢，對肩膀、手臂、手和手指的神經痛特別有效。其中兩個姿勢針對第三肋骨周圍的緊繃。開始幫求診者治療腕隧道症候群後，我發現第三肋骨也是很重要的一環。這些技法能安撫神經系統，幫助肋骨、肩膀和背部形形色色的肌肉緊繃狀態舒緩下來。肌肉不再緊繃後，就會減少對手腕、手臂和手的神經施壓。第三肋骨技法對淋巴引流、心跳快速（心肌炎）和氣喘的症狀也有幫助，還能舒緩腳上的軟組織，這點特別耐人尋味。我會用舒緩第三肋骨和派克

反射點（Parker's Reflex）的方法，搭配舒緩第一肋骨、肩膀、手腕和手，消除腕隧道症候群以及拇指和手指痙攣的「激發因素」。

　　夜間若神經痛特別嚴重，側睡，上方（患側）的手臂放在身旁或身後的枕頭上。如果手臂落在身前，會加重對臂叢神經一帶的壓力，更進一步刺激神經。如果睡覺時把手臂放在身後讓你覺得不舒服，一定要嘗試第十四章用來舒緩前臂感應點的「交叉手臂」方法。

用第三肋骨的感應點舒緩神經痛：轉動肩膀

　　第三肋骨周圍的緊繃，通常是手臂、肩膀或手上的疼痛造成（圖20.2）。檢查胸骨附近第三和第四肋骨之間是否覺得痠痛，或第三肋骨和胸骨的交會處。

　　➡從鎖骨往下數，找到第三肋骨。第一肋骨是鎖骨和胸骨會合處下方凸起來的骨頭。在第一肋骨下面有一塊空隙，再往下就能摸到第二肋骨的骨頭。第二肋骨的頂端和胸骨會合的地方通常很凸出，容易找到。繼續摸索，找到和胸骨相連的下一塊骨頭。痠痛點可能在第三肋骨的骨頭上，或者在第二和第三肋骨或第三和第四肋骨之間的空隙上（下頁圖20.3）。

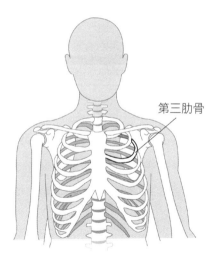

第三肋骨

圖20.2：左側的第三肋骨

　　坐著，肩膀輕輕使力，慢慢朝著身體前方的中線轉動。轉到極限後鬆開肩膀，再度檢查舒緩點是否放鬆或開始跳動。保持這個放鬆的姿勢20~60秒（圖20.4）。

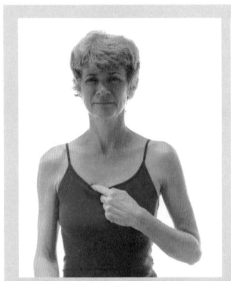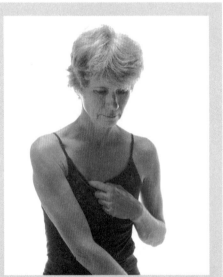

圖20.3：右側的第三肋骨感應點　　圖20.4：右側手臂神經痛的舒緩姿勢

第三肋骨的其他舒緩方法：第三肋骨歸位

　　➡做這個練習時可以坐著或躺下，躺下時患側手臂在上方，放在身側或身後的枕頭上。如果你選擇躺著，注意患側手臂不要落到身體前方。

　　用另一隻手的大拇指放在痠痛的第三肋骨和胸骨會合的地方。把中指放在第三肋骨朝著腋下彎曲的地方。如果該處的肋骨覺得痠痛，

你就找對了地方。找到正確的位
置後，鬆開手指，輕輕搭在肋骨
上即可（圖20.5）。

　　刻意放鬆這個地帶，感覺到
肩膀和手臂微微往下掉。放鬆
時，你可能會感覺到胸廓和肩膀
略微移動，或者手指會感覺到跳
動、微微移動或發熱。舒緩的程
度或許十分細微，也會花比較
久的時間。手指放在肋骨上數分
鐘，確認能夠舒緩。

　　我會一直監控這些點，直到

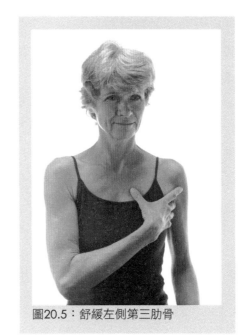

圖20.5：舒緩左側第三肋骨

第三肋骨舒緩下來，這些點也感
覺完全正常，過程可能要花15~20分鐘的時間。

舒緩派克反射點

　　這個點是以整骨醫生派克（E. Tracy Parker）的名字來命名，用來舒
緩手臂、肩膀和手的慢性或急性疼痛非常有效。我會用派克反射點來
治療手臂、肩膀或手部的疼痛，以及腕隧道症候群和勞損性傷害、纖
維肌痛和五十肩的症狀。出現掌肌膜攣縮症[2]時，手掌會攣縮出現脊狀
起伏，手指也會彎曲無法伸直，這時派克反射點也會痠痛。除了下面
的舒緩方法，也要舒緩手、手臂和第三肋骨。

　　派克反射點位於肩胛骨上方外側，就在肱骨（上臂骨頭）頂端下方（圖20.6）。自行舒緩派克反射點可能有點困難，能找朋友幫忙最好（圖20.7）。

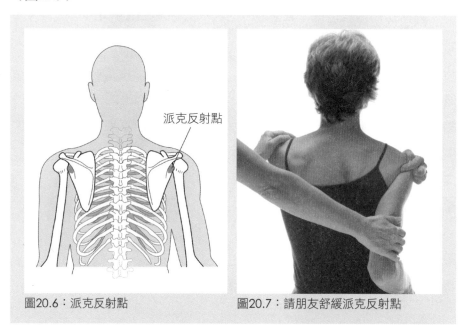

圖20.6：派克反射點　　　　　　圖20.7：請朋友舒緩派克反射點

　　→開始時趴在床上，頭轉向患側。朋友則在非患側，或站或跪，然後伸手橫過你的背部，抓住患側手肘，輕輕把手肘朝著脊椎拉過來。手臂朝著雙腳向下拉，或朝著頸部輕拉，微調找到最舒適或舒緩程度最高的位置，但同時仍要朝著身體中線輕拉手肘。朝著中線輕拉手肘，會在反射點周圍製造出凹陷與緊縮，微調則有助於找到最恰當的拉扯方向（圖20.8）。

保持這個姿勢，朋友可以用另一隻手的中指監控反射點是否開始舒緩。

同時，你保持放鬆，肩膀肌肉盡量保持被動，全由朋友拉動和擺放。朋友必須讓你的手臂處在最舒服的姿勢30~60秒。

如果手臂向後拉讓你覺得不舒服，你需要先舒緩身體正面手臂的感應點（第十四章交叉手臂，p.214~215），或第十三章的肩膀感應點1和2（p.197~200）。然後再嘗試派克反射點，縮小拉扯的範圍，看看舒適度是否提升。

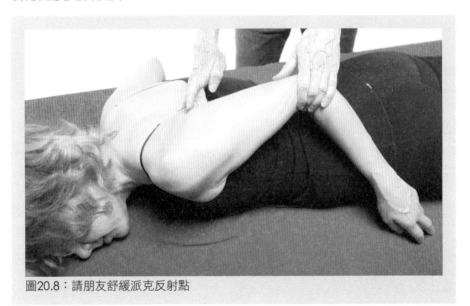

圖20.8：請朋友舒緩派克反射點

第 21 章

焦慮、慢性疲勞和失眠

身心持續為壓力所苦，可能會過度刺激神經系統，導致永久失衡。慢性疼痛、憂心忡忡、焦慮不安，都會妨礙身體休息和恢復，無法發揮最佳機能。長期疲累、缺乏精力、無法專心、食慾不振和失眠，都可能是神經系統失調的症狀。

即使出現慢性神經系統過度負荷的情況，每天舒緩上胸部的查普曼反射點（Chapman's reflex points）有助於放鬆身體，恢復神經系統平衡。

別忘了，對自己要有耐心和同情心。慢慢察覺到身體自我矯正的能力，你也能逐一減少或消除反射點上的痠痛不適。對治療過程愈來愈有信心，學習用舒適的方法休息，你的舒適感和放鬆感就會提升，並擴散到鄰近的部位。

練習四方呼吸法（見引言）也可以幫助你的神經系統恢復正常，日常生活中隨時都能練習。

舒緩受到過度刺激的神經系統：「我投降」

上胸部摸起來若覺得痠痛，尤其在第四肋骨特別顯著時，表示神經系統受到過度刺激。

每次處理一個點，感覺舒緩後，再去處理下一個點，以此類推（圖21.1）。

➡如果採坐姿，輕輕把肩膀和上半身向前繞著這些點彎曲（圖21.2）。更好的方法是躺下來，可以把枕頭放在胸口，將患側手臂輕拉過軀幹，朝著胸骨轉動患側的肩膀，然後感受手臂受到枕頭的支撐。全身臣服在舒適放鬆的感覺之下。

監控你在上胸部找到的痠痛點，尤其是第四肋骨。記得手指的力

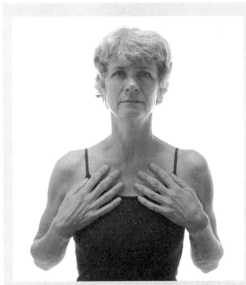 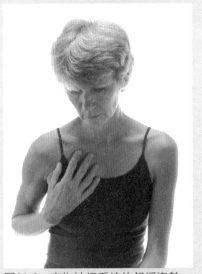

圖21.1：神經系統受到過度刺激時的痠痛點　圖21.2：安撫神經系統的舒緩姿勢

道要輕，幾乎感覺不到。你可能會覺得痠痛點發熱、輕微跳動或放鬆。如果該處特別緊繃，你甚至會感到細微的嗡嗡作響。繼續用手指監控這些點，保持放鬆直到整個胸口的痠痛緊繃都減輕，回到正常的狀態。只要覺得舒適，就保持這個姿勢，或小睡一下（圖21.3）。

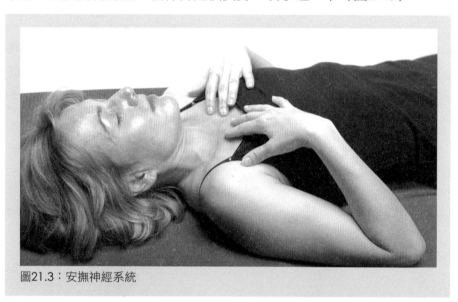

圖21.3：安撫神經系統

失眠感應點的舒緩姿勢

舒緩了失眠感應點的緊繃後，就連極度焦躁的情緒也能得到紓解，你就更容易入睡，半夜若醒來也能順利再度入眠。舒緩這些點也能減緩更年期帶來的失眠症狀。

跟舒緩派克反射點一樣，若有伴侶或朋友幫忙，更容易舒緩失眠感應點。

　　失眠的感應點都位於肩胛骨上緣（圖21.4和21.5）。還有一個點則位於背部第四肋骨的表面，就在肩胛骨內緣的旁邊。要找到第四肋骨的位置，先數到第七節頸骨，也就是脊椎上段最凸出的地方。下一個小小凸起處則是第一胸椎，依相同原則往下數找到第四胸椎，向側邊走就能找到第四肋骨（圖21.4）。

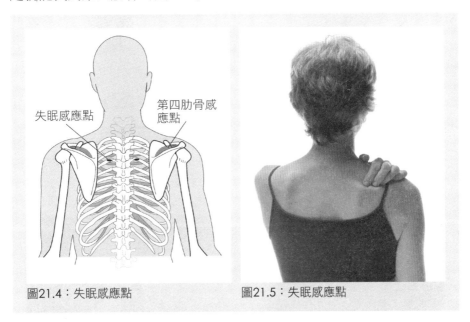

圖21.4：失眠感應點　　　　　　　　　圖21.5：失眠感應點

　　→趴下，確定頸部覺得很舒服。

　　請伴侶或朋友在肩胛骨頂端和第四肋骨上尋找痠痛點，然後監控這些痠痛感應點。

　　朋友的另一隻手放在肩胛骨底部，用中指和拇指扣住肩胛骨底部

凸出的地方。慢慢把肩胛骨朝著肩膀頂部推，應該可以感覺到感應點
變軟、跳動或放鬆（圖21.6和圖21.7）。

　　可以保持這個姿勢1分鐘。或許
只舒緩這些感應點一次就能見效，或
許需要連續幾天每天舒緩感應點。盡
量在睡覺前進行舒緩。

　　一位常在半夜醒來的女性說，她
發現側躺時把手肘架在枕頭上，然後
輕碰這些點就能舒緩，不需要別人協
助。架高的手肘縮短了肩胛骨上方的
肌肉並加以放鬆，她就能再度入眠。

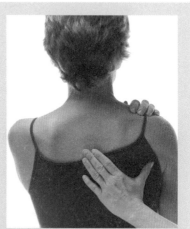

圖21.6：讓朋友把肩胛骨底部朝
著感應點按壓，消除失眠症狀

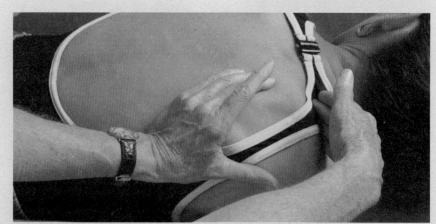

圖21.7：讓朋友把肩胛骨底部朝著肩膀上緣按壓，舒緩痠痛點

✿ 自療累積性壓力症候群時建議的順序

累積性壓力症候群包括：勞損性傷害、纖維肌痛、腕隧道症候群、慢性疲勞、焦慮。

・一開始時先舒緩下背部和骨盆（第二和第三章），而且要常常重複這些練習。這一帶是良好姿勢和健康結構的基礎。基礎要穩固，尤其要舒緩第五腰椎和髖部，才能消除纖維肌痛。舒緩腰椎時，別忘了配合腹式呼吸（第二章）。

・消除髖關節旋轉所造成的不平衡，必須用舒緩姿勢和動作練習來保持骶髂關節開展（第三章）。

・舒緩上背部，尤其是手臂、手和肩膀疼痛時（第十章）。

・舒緩第一肋骨（第十二章）、第十三章的肩膀感應點、第十五章的頸部，和第十二章的肋骨。

・舒緩第十四章的手臂感應點，特別注意兩個需請人幫忙的舒緩技法：第二十章的「派克反射點舒緩」，和第二十一章的「失眠舒緩」，以及舒緩兩處的神經痛：第二十章的「轉動肩膀」和「第三肋骨歸位」。

・有需要的話就舒緩手腕、手肘和手（第十四章）。

・用第十一章的姿勢練習來維護活動自如和靈活度。

・練習「四方呼吸法」（參見引言）來安撫神經系統。

注釋

第二章：下背部

1. 出處是沙諾醫生寫的《治療背痛：身心相連》，據說讀過的人有百分之八十因此獲益。我也推薦給許多求診者，之後他們打電話告訴我，驚喜不已，靠著從書上收集的知識，他們也能解除疼痛。或許你也可以試試看。

2. 來自莫菲特教導的「正念動作」課程，他是內觀靜坐講師，著有《與生命共舞》。

第三章：骨盆：薦骨、髖部、骶髂關節和尾骨

1. 一九三〇年代，脊骨醫生歐文斯把這個情況命名為「骨盆甲狀腺症候群」，在《從內分泌看查普曼反射點》中有詳細記述。

整骨醫生查普曼（Frank Chapman）於一九三〇年代的研究揭示了神經反射網路，證實結構和器官機能之間的關係。器官的許多神經反射點位於肋骨和胸骨會合的地方，或者在背部肋骨和胸椎會合處。舒緩這些疼痛點有助於恢復淋巴引流的平衡，促進健康。參見和肋骨有關的第十二章「胸骨」一節，學習如何舒緩肋骨，另外還有第二十章的派克反射點和第三肋骨舒緩技法，消除手臂和手的神經痛。

2. 歐文斯，《從內分泌看查普曼反射點》（參見上一則）。

第四章：調整髖部、雙腿、膝蓋和雙腳

1. 亞莉山大發展出她所謂的「均衡張力法」，也就是「良好的正常狀態」。她在哥本哈根主持一所學校，合作對象包括音樂家和舞者，以及當地醫院轉介過來「無藥可救的案例」。亞莉山大到舊金山灣區教學時已經八十多歲，我很幸運能有機會上到她的課。她的自療法很溫和，著重內心，對我有非常深遠的影響。

第十章：上背部和中背部：胸椎

1. 參見第二章的第二個注釋。
2. 參見第四章的注釋。

第十一章：健全的脊椎

　　1. 二尖瓣位於心臟內，控制從左心房進入左心室的血流。

　　2. 取自保羅斯一九八七年的教學錄影帶，由卡利斯特（Baelaey Callister）攝製。錄影帶包含七堂課的連續鏡頭，引述的這段話來自加州康特拉柯斯塔的課程。

　　3. 施約翰的《觸康健》，彙整了簡單易懂的資訊，涵蓋指壓、營養以及透過人體運動學恢復肌肉力量平衡等資訊。

第十二章：肋骨

　　1. 參見第三章的第一個注釋，了解查普曼對身體結構、機能和內分泌系統反射點的相關研究。

第十四章：手臂、手肘、手腕和雙手

　　1. 出現掌肌膜攣縮症時，手掌的纖維組織會加厚，組織加厚則導致手指向著手掌彎曲。

第十五章：頸部

　　1. 「均衡張力法」表示「良好的正常狀態」，這個名詞由亞莉山大發明，描述二十世紀時她在丹麥發展的細微知覺和自療研究。參見上面第十章的第二個注釋。

第十六章：頭部、臉孔、眼睛、耳朵和下巴

　　1. 第二十七卦，嘴角（提供營養）。《易經》由威廉（Richard Wilhelm）譯成德文，再由貝恩斯（Cary F. Baynes）譯成英文（出版社：Princeton, New Jersey: Princeton University Press）。

　　2. 反射是神經系統對刺激做出的反應，自動出現的自發回應從身體的某個部位傳到另一個部位。

第二十章：勞損性傷害和腕隧道症候群

　　1. 瓊斯，《透過擺位的自發舒緩》，一九六四年出版，第109-116頁。

　　2. 出現掌肌膜攣縮症時，手掌的纖維組織會加厚。組織緊縮導致手指向著手掌彎曲，造成患者無法伸直手指。

詞彙表

下方的（inferior）：和身體下半部有關。

上方的（superior）：和上半身有關。

反射（reflexes）：神經中心對刺激的回應。

尺骨（ulna）：下臂位於小指側的骨頭，延伸到手肘。

手肘（elbow）：由肱骨（上臂骨頭）末端以及橈骨和尺骨（下臂骨頭）頂端構成的關節。

本體感覺（proprioception）：位於關節、肌肉、腱和耳朵中錯綜複雜通道的神經系統，負責協調動作和掌管動作知覺。

末梢（distal）：遠離身體中心。

末梢的（peripheral）：遠離身體中心。

交感神經系統（sympathetic nervous system）：始於胸部和腰部上方的神經，刺激不隨意肌和腺體釋放貯存的能量，在「戰鬥或逃跑」反應中最為明顯。

肋間肌（intercostal muscles）：位於肋骨之間，負責連接肋骨的肌肉。

自主神經系統（autonomic nervous system）：由交感神經和副交感神經組成的自我調節網路。

舌骨（hyoid bone）：喉嚨內馬蹄鐵形狀的小骨頭，位於頸部頂端的前方。

伸展（extend）：伸直，對脊椎而言則是向後彎。

坐骨（ischium）：骨盆的坐骨，位於臀部底部。

坐骨神經（sciatic nerve）：從薦骨延伸到腿後側。

尾骨（coccyx）：脊椎最下面一節骨頭。

足底筋膜炎（plantar fasciitis）：腳底的筋發炎。

屈曲（flex）：彎曲。

枕骨（occiput）：頭骨底部和第一頸椎（最上面的頸骨）會合的地方。

肱骨（humerus）：上臂骨頭，末端構成手肘關節的上緣，頂端則是肩膀關節的一部分。

股骨（femur）：大腿骨頭。上緣位於髖關節內，下緣構成膝蓋關節。

肩胛骨（scapula）：上背部兩側在手臂旁的三角形骨頭，構成肩膀的一部分。

近側（proximal）：靠近身體中心。

前上髂棘（Anterior Superior Iliac Spine）：髖關節前側。

前側的（anterior）：身體前側。

後上髂棘（Posterior Superior Iliac Spine）：後髖部的脊椎。

後側（的）（posterior）：身體後側。

指骨／趾骨（phalanges）：手指和腳趾的骨頭。

俯伏（prone）：面孔朝下躺著。

恥骨（pubic bone）：骨盆下方前側的骨頭。

恥骨支（ramus）：恥骨分支連接到坐骨分支的部分；位於大腿內側。

神經肌肉的（neuromuscular）：神經和肌肉之間的關係。

神經衰弱（neurasthenia）：因神經系統過度負荷所產生的慢性異常疲勞。

胸椎（thoracic vertebrae）：從頸部延伸到後腰的十二塊脊椎骨頭；每塊胸椎的兩側都各有一根肋骨。

側向（lateral）：朝著身體側邊。

側彎（lateral flexion）：朝著側邊彎曲身體。

副交感神經的（parasympathetic）：位在腦部和薦骨一帶的神經系統，用神經支配心臟、內臟以及頭部和頸部的腺體，來保護和恢復身體的能量來源。

排除（discharge）：排出。

第五腰椎（5th lumbar）：下背部最下面的脊椎。

脛骨（tibia）：小腿內負責承重的骨頭。

喙突（coracoid process）：肩胛骨上如鼻子般凸出的一小區塊，向前延伸到身體前側。在靠近肱骨頂端的地方，可以用手摸到。

掌骨（metacarpals）：手腕處的七小塊骨頭。

椎間盤（disc）：脊椎之間的膠狀物質，能吸收震動，保持脊椎靈活。

等長（isometric）：肌肉保持在同樣的長度，同時用阻力阻礙預定的動作。

等張（isotonic）：穩定施加阻力，同時肌肉緩緩拉長，用阻力阻礙預定的動作。

腕骨（carpals）：手指骨頭和手腕骨頭之間的五根長骨頭。

腓骨（fibula）：小腿外側較細的骨頭，負責支撐脛骨。

軸（axial）：身體中線。

韌帶（ligament）：關節處連接骨頭或軟骨的纖維組織。

感應點（indicator points）：身體表面對應到體內某些部位的點，指出舒緩時該用什麼姿勢。

感覺（sensory）：人體的知覺。

楔狀骨（cunieforms）：連接第一、第二和第三蹠骨，以及骰骨和舟狀骨的三塊骨頭。

腱（tendon）：結合肌肉和骨頭的強壯纖維組織。

腰方肌（quadratus lumborum）：下背部的深層肌肉，連接髖骨頂部和腰椎。

腰肌（psoas）：連接到脊椎前方的深層肌肉，在股骨小轉折處連接到大腿骨內側。

腰椎（lumbar vertebrae）：脊椎下段的五大塊骨頭，從腰部延伸到髖骨頂部。

運動（motor）：動作。

骰骨（cuboid）：足部側邊在第五蹠骨和跟骨之間的骨頭。

膝蓋骨（patella）：「浮在」膝蓋關節上的骨頭，由無數的韌帶固定。

踝（malleolus）：脛骨和腓骨比較寬的地方構成的腳踝結構。

踝骨（talus）：連接脛骨和足部的腳踝骨頭。

橫隔膜（diaphragm）：分隔腹腔以及心肺（胸腔）的大塊半圓形肌肉。

橈骨（radius）：下臂位於大拇指側的骨頭，向上連到手肘。

頸椎（cervical vertebrae）：構成頸部的七塊脊椎骨，從頭骨底部延伸到第一胸椎。

臂叢神經（brachial plexus）：始於頸椎的神經網路，穿過肩膀前方，延續到手臂的各個部位。

薦骨（sacrum）：位於脊椎底部的三角形骨頭；連接到兩側的髖骨，構成骨盆的一部分。

鎖骨（clavicle）：始於胸骨，延伸到肩胛骨上方。

蹠骨（metatarsals）：位在足部連接到趾骨的五根長骨頭。

髂骨（ilium）：即俗稱髖骨。位於薦骨兩側的圓盤狀骨頭，屬於骨盆的結構。

觸診（palpation/palpate）：用手碰觸身體，重點在於感受皮膚表面下的結構。

骶髂關節（sacroiliac joint）：薦骨和髂骨會合構成關節的地方。

書目

亞莉山大（Alexander, Gerda）. 1981.《均衡張力法》（*Eutony: The Holistic Discovery of the Total Person*）. New York: Felix Morrow.

卡萊哲曼（Calais Germain, Blandine）. 2007.《動作解剖學》（*Anatomy of Movement*）. Seattle: Eastland Press.

黛格（Deig, D）. 2006.《姿位鬆弛治療法》（*Positional Release Technique*）. Indianapolis: Somatic Publications.

凱因（Kain, K.L.）, with Berns, J. 1997.《骨骼與身體自我矯治療法實用手冊》（*Ortho-Bionomy: A Practical Manual*）. Berkeley, CA: North Atlantic Books.

莫菲特（Moffitt, P）. 2008.《與生命共舞》（*Dancing With Life*）. New York: Rodale.

歐文斯（Owens, C）. 2002.《從內分泌看查普曼反射點》（*An Endocrine Interpretation of Chapman's Reflexes*）. Indianapolis: American Academy of Osteopathy.

沙諾（Sarno, J）. 1991.《治療背痛：身心相連》（*Healing Back Pain: The Mind-Body Connection*）. New York: Warner Books.

習耶格和亞當斯（Seig, K., and Adams, S）. 2002.《圖解肌肉骨骼解剖結構基本要點》（*Illustrated Essentials of Musculoskeletal Anatomy*）. Gainesville, FL: Megabooks.

施約翰（Thie, J.）, and Thie, M. 2005.《觸康健》（*Touch for Health*）. Camarillo, CA: DeVorss & Company.

國家圖書館出版品預行編目資料

疼痛自療全解：骨骼與身體自我矯治療法喚醒身體自癒力 / 露
恩‧歐弗麥爾(Luann Overmyer)著；嚴麗娟譯 -- 初版.-- 臺北
市：商周出版：家庭傳媒城邦分公司發行, 2012.12
　面；　公分. -- (商周養生館；38)
譯自：Ortho-bionomy : a path to self care
ISBN 978-986-272-293-0(平裝)

1.骨療法 2.操作治療

418.995　　　　　　　　　　101025044

商周養生館 38

疼痛自療全解：骨骼與身體自我矯治療法喚醒身體自癒力

| 作　　　者 / 露恩‧歐弗麥爾(Luann Overmyer) |
| 企 劃 選 書 / 羅珮芳 |
| 責 任 編 輯 / 羅珮芳 |
| 版　　　權 / 黃淑敏、林心紅、翁靜如 |
| 行 銷 業 務 / 莊英傑、周佑潔、黃崇華、張媖茜 |
| 總 編 輯 / 黃靖卉 |
| 總 經 理 / 彭之琬 |
| 事業群總經理 / 黃淑貞 |
| 發 行 人 / 何飛鵬 |
| 法 律 顧 問 / 元禾法律事務所王子文律師 |
| 出　　　版 / 商周出版 |

　　　　　　台北市104民生東路二段141號9樓
　　　　　　電話：(02) 25007008　傳真：(02)25007759
　　　　　　E-mail:bwp.service@cite.com.tw
　　　　　　Blog : http://bwp25007008.pixnet.net/blog

發　　　行 / 英屬蓋曼群島商家庭傳媒股份有限公司城邦分公司
　　　　　　台北市中山區民生東路二段141號2樓
　　　　　　書虫客服服務專線：02-25007718、02-25007719
　　　　　　24小時傳真服務：02-25001990、02-25001991
　　　　　　服務時間：週一至週五9：30-12：00；13：30-17：00
　　　　　　劃撥帳號：19863813；戶名：書虫股份有限公司
　　　　　　讀者服務信箱E-mail：service@readingclub.com.tw
　　　　　　城邦讀書花園：www.cite.com.tw

香港發行所 / 城邦（香港）出版集團有限公司
　　　　　　香港灣仔駱克道193號東超商業中心1F；E-mail：hkcite@biznetvigator.com
　　　　　　電話：(852)25086231 傳真：(852)25789337

馬新發行所 / 城邦（馬新）出版集團【Cite (M) Sdn Bhd】
　　　　　　41, Jalan Radin Anum, Bandar Baru Sri Petaling,
　　　　　　57000 Kuala Lumpur, Malaysia.
　　　　　　電話：(603) 90578822 傳真：(603) 90576622
　　　　　　email:cite@cite.com.my

| 封 面 設 計 / copy |
| 美 術 編 輯 / 陳健美 |
| 印　　　刷 / 前進彩藝有限公司 |
| 經　　　銷 / 聯合發行股份有限公司 |

　　　　　　地址：新北市231新店區寶橋路235巷6弄6號2樓
　　　　　　電話：(02)2917-8022 傳真：(02) 2911-0053

■2012年12月25日初版　　　　　　　　　　　　　　　　Printed in Taiwan
■2019年9月27日二版1.8刷
定價460元

城邦讀書花園
www.cite.com.tw

版權所有，翻印必究 ISBN 978-986-272-293-0